优雅的归程

人生初老的
十个生活秘笈

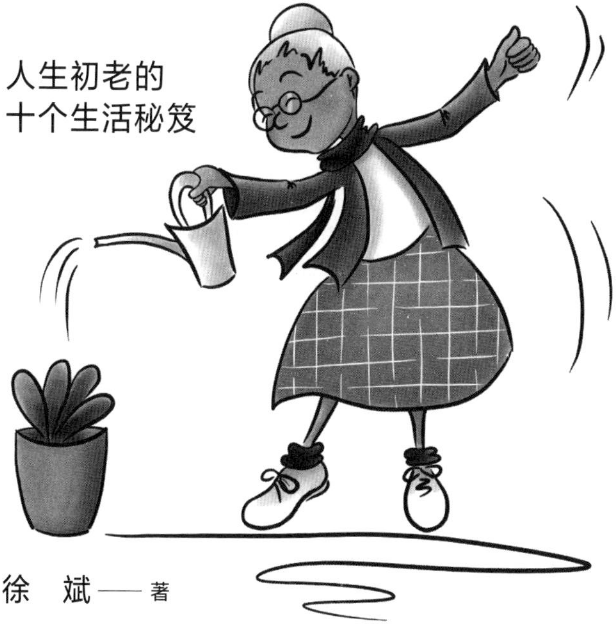

徐 斌——著

深圳出版社

图书在版编目（CIP）数据

优雅的归程：人生初老的十个生活秘笈 / 徐斌著
. -- 深圳：深圳出版社, 2023.9
ISBN 978-7-5507-3841-6

Ⅰ. ①优… Ⅱ. ①徐… Ⅲ. ①老年人—心理健康
Ⅳ. ①R161.7

中国国家版本馆CIP数据核字(2023)第101760号

优雅的归程：人生初老的十个生活秘笈
YOUYA DE GUICHENG : RENSHENG CHULAO DE SHIGE SHENGHUO MIJI

出 品 人　聂雄前
责任编辑　岑诗楠
责任校对　万妮霞
责任技编　梁立新
封面设计　日尧设计

出版发行　深圳出版社
地　　址　深圳市彩田南路海天综合大厦（518033）
网　　址　www.htph.com.cn
订购电话　0755-83460239（邮购、团购）
设计制作　深圳市龙瀚文化传播有限公司 0755-33133493
印　　刷　深圳市希望印务有限公司
开　　本　889mm × 1194mm　1/32
印　　张　6.5
字　　数　86千
版　　次　2023年9月第1版
印　　次　2023年9月第1次
定　　价　38.00元

且歌且咏，与子偕老
（自序）

雁落平沙，
烟笼寒水，
古垒鸣笳声断。
青山隐隐，
败叶萧萧，
天际暝鸦零乱。
楼上黄昏，
片帆千里归程，
年华将晚。
望碧云空暮，
佳人何处，
梦魂俱远。

——蔡伸《苏武慢》（节选）

中学写作文的时候，都喜欢说“人生是一张单程车票”，这句话充满了“少年不识愁滋味”“为赋新词强说愁”（辛弃疾《丑奴儿·书博山道中壁》）的美感。话中有一股悲凉意味，一种青春荏苒、转瞬即逝、永不回头的无奈。

年过半百之后却蓦然惊觉：原来人生并非一去不返的单向旅程，五十岁之后的我们已经折身而返，前面已是漫漫归程。只是大多数人只顾一路前奔，不知千里归程，年华渐晚。

孔子说：“吾十有五而志于学，三十而立，四十而不惑，五十而知天命，六十而耳顺，七十而从心所欲，不逾矩。”（《论语》）中国的女性在五十岁以后、男性在六十岁以后陆续退休。中国人目前的人均预期寿命为77.9岁，所以大多数人在五十岁以后还有二三十年甚至更长的第二阶段人生，可以从容优雅地实现：知天命、耳顺、从心所欲而不逾矩。

三十年是多久？三十年的时间，一个人可

以从咿呀学语、蹒跚学步，到童蒙初学、青年气盛，到成家立业、建立功勋。而五十岁以后的初老一族，已经写完了大部分的人生作业，剩下几十年宽裕的自习时间，可以自由开启属于自我的人生。正是“良辰美景奈何天，赏心乐事谁家院。朝飞暮卷，云霞翠轩；雨丝风片，烟波画船”（汤显祖《牡丹亭》），几十年的良辰晚景就在眼前，岂不美哉？

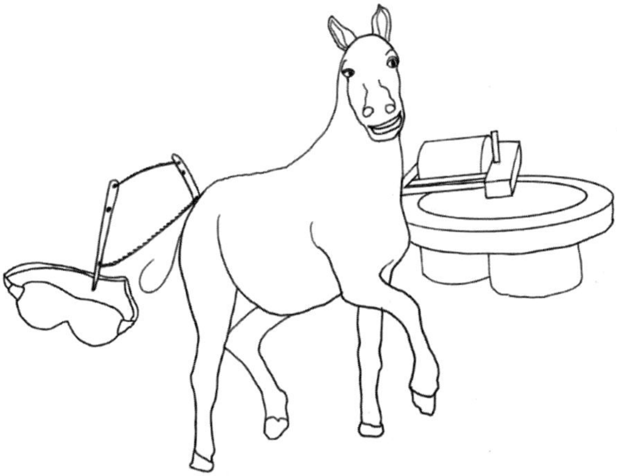

卸下了各种责任的初老归程，可以撒欢奋蹄。

一般认为1962年—1972年是中华人民共和国成立后的第一波婴儿出生潮。从2022

年开始，这一批人将越过五六十岁的门槛，集体向老年进发。“玉阶空伫立，宿鸟归飞急。何处是归程？长亭更短亭。”（李白《菩萨蛮》）如果不想坐以待毙，不愿只是在广场舞、麻将桌上消磨人生，不肯只在风景点挥舞红纱巾，也许可以坐下来认真思考一下：如何优雅地步入初老，创造和享受良辰晚景。

五十岁以后的人生，不能华丽转身但可以优雅回眸：抛开期待、名誉、地位甚至美貌的羁绊，自然贴近身体和心灵。和亲人一起，在人生的长河之上携手看落日夕阳；与朋友一起，彼此陪伴、关照、休整、扶持，愉快地踏上人生归程。

汽笛已经鸣响，风帆已经高挂，无论你是否愿意，生命的大船到了时间就会启程归航。这本小书给朋友们提供十个人生初老的生活小秘笈：吃好饭、穿好衣、晒太阳、水滋养、深呼吸、好睡眠、追梦想、找兴趣、结伴行、自由写。

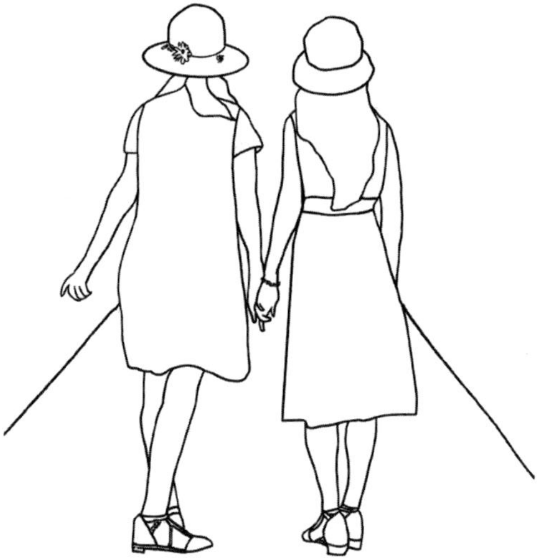

舟遥遥以轻飏，风飘飘而吹衣。（陶渊明《归去来兮辞》）

这些健康秘笈其实都存在于日常生活之中，稀松平常，如空中之明月、风中之长笛，只要领悟到了就能拥有，只要愿意尝试就能练成神功，可以边走边学，悠然同归。每个秘笈附赠一份优雅小提示，可操作性较强，其实都是废话，每个人可以根据自己的情况重新改写。

在每个优雅秘笈的后面，还推荐了一部与心理健康和心灵聊愈相关的电影或图书，高水准的电影和图书能连通孤独的小我和大千世界，也能帮助朋友们更深刻地理解抑郁、焦虑、社会适应障碍等心理概念，同时从观赏文学作品和电影作品中获得艺术享受和情感共鸣。

“莫愁前路无知己，天下谁人不识君？”（高适《别董大》）在这必然不断丧失的归航中，努力不迷失、不随波逐流、不油腻污浊、不怨天尤人、不颓败朽坏，我们自我激励、自得其乐、自我揶揄、自满自足。

人生初老，值得珍惜；归程漫漫，优雅同行。让我们在李清照的诗词韵律中，边走边学，边学边唱，边唱边乐，优雅老去。

感谢深圳市宣传文化事业发展专项基金支持。

感谢深圳报业集团，三十余年职场，在这里学习成长、成家立业、收获友谊，无限感恩。

感谢深圳乡村读书会的朋友们，一期一会，我们继续边走边读，共度余生。

书中所有故事皆为虚构、人名皆为化名，勿对号入座。

目　录

第 10 个优雅秘笈：

第1个优雅秘笈

吃好饭，从享受孤独到拥抱生活

常记溪亭日暮，
沉醉不知归路。
兴尽晚回舟，
误入藕花深处。
争渡，争渡，
惊起一滩鸥鹭。

——李清照《如梦令·常记溪亭日暮》

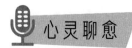

心灵聊愈

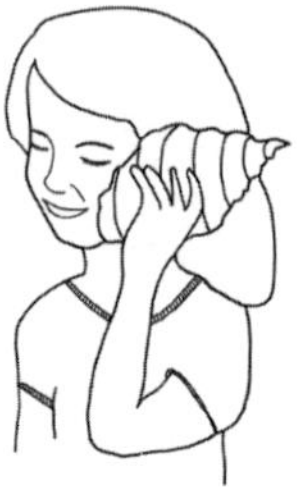

和谁一起共进晚餐？
寻找安放心灵的餐桌

退休女教师安可来聊天，说漫漫长夜，深感寂寞空虚冷。二十年前他们一家三口来深圳，前夫北风在公司做经理，她在学校当老师，儿子上小学。然后，北风和公司里的年轻女孩好上了。“那时候年轻气盛，大家都劝我为了孩子忍忍算了，北风也赔礼道歉承认错误了，可我就是忍不了这口气，一气之下离了婚。”

之后安可一个人带着儿子生活，教学工作忙忙碌碌，回家还要照顾儿子，并不觉得空虚。因为住在附近，三餐都在学校食堂吃，方便又便宜，省了很多事。

儿子上大学、工作成家、搬出去，安可也退休了，每一天变得漫长。“我本来就不太会做吃的，家里做饭的工具都不齐全。一个人也不好做，做多了吃不完，做少了太简单。懒了就胡乱

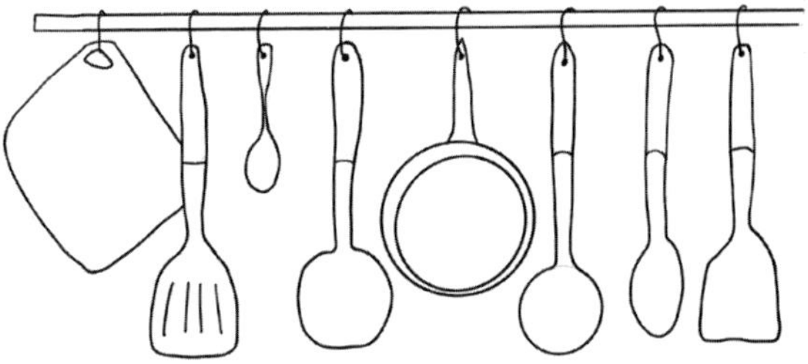

让在厨房里消磨的时光充满爱意。

吃点饼干，对付过去算了。”

安可也曾试着去婚介市场转转，看能不能找个老伴。可是一看现场，满眼都是正值青春的女孩，露肩膀露大腿怎么看都新鲜靓丽，就知道自己已像过了季节的明日黄花，不能与春花争奇斗艳，还不如专注果实的甘甜，安于秋叶的静美。

“先吃好饭怎么样？”我跟安可聊吃饭的事情。有个朋友的父母为了保证孙子们的健康成长，每一餐精细讲究，牛奶、蔬菜、肉蛋、水果合理搭配，尽职尽责地完成了对孙儿孙女的抚养任务。孙辈上学后，儿子一家四口搬走，他们两位七旬老人却不愿意花钱、花心思在吃饭这件事上。“我们两个人有什么好搞的，剩饭剩菜倒进锅里一起煮，是熟的能吃饱就可以了。”这也许就是老一辈的奉献精神，值得敬佩却不一定是我们学习的榜样。

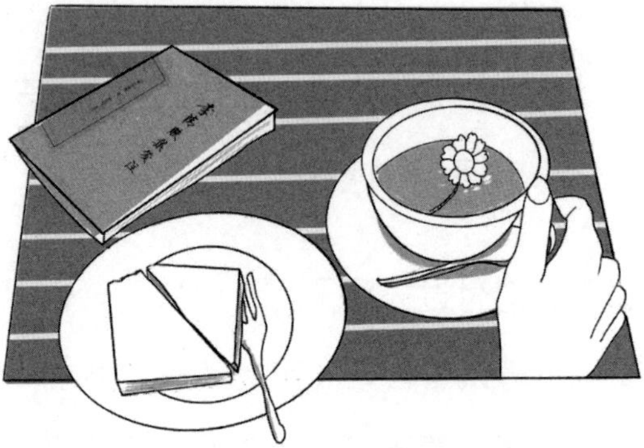

独自享受一个悠闲的下午茶，品尝岁月的滋味。

早上煮一壶咖啡能让家里充满浓郁的香味。朋友阿米是职场能人，却每天早上为家人精心准备蔬菜、水果、面包、鸡蛋、牛奶等早餐，而且精致摆盘，一家人坐下来享受早餐，然后带着这份满足感各奔自己的单位、学校。阿米在她的书《饮食男女》中说：“我想纵横天下，一百零八般武艺样样精通，做一个什么时候死掉也没有遗憾的人。”

远在海外的退休朋友们纷纷烘焙面包、烹饪中餐西餐，美食配上蓝天大海夕阳，把日子过成了向往的生活。是啊，无论是一个人，还是老两口，还是一家老小，做好一日三餐，吃得津津有味，不虚度当下的每一天，不应付当下的每一餐，这才是我们这代人的只争朝夕。

那天和安可随口聊天，说过就忘了。没想到后来安可真的迷上了做饭，一开始还只是在社交平台上学着做，后来报了西餐西点培训班，菜式丰富，摆盘美观，她发的朋友圈经常让大家惊艳。

再次见到的安可精神面貌焕然一新。安可说："我是个数学老师，一辈子没有在家庭生活上花费太多时间和精力。认真做一日三餐后，才发现我有做饭的天赋。每样调味品不同的分量带来不同的感觉，我喜欢精细量化，做出来的菜好吃，我也有了成就感。现在每天忙得很，早餐慢慢地做、慢慢地享受；然后考虑中午、晚上吃什么。年纪大了要控制体重，要好吃还要吃得健康，更要营养平衡。收拾整齐了就出去买新鲜的食材，回到家腌制、做准备。做菜的时候我会放古典音乐，一个人住真好，如果有别人一起就不好这么随意地播放音乐了。有时候朋友约了一起去好的餐厅品尝美食，忙得时间不够用。"

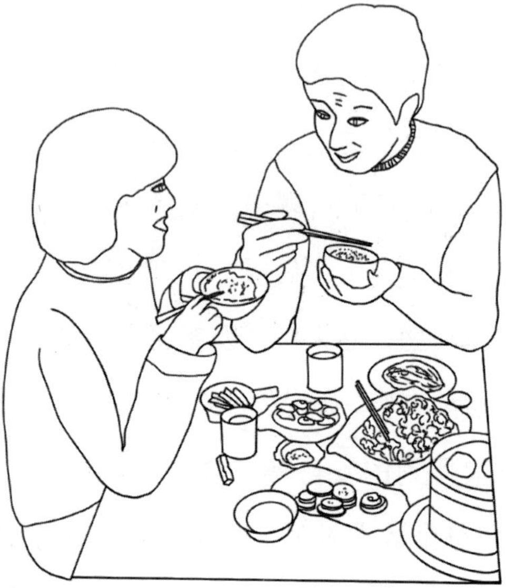

喂养好身体，它是心灵的安居之所。

安可说爱上做饭之后还有一个意外的收获。之前因为觉得离婚没面子，多年来她很少回老家，慢慢与娘家的亲人疏远了。美食勾起了儿时的记忆，春节她回到了父母身边，和老母亲一起在厨房里包饺子、煮年饭。“看到满头银发的老母亲慈爱地给我做好吃的，饺子吃下去的那种香味，儿时的感觉全回来了，当时就热泪盈眶。我心中充满了感激，庆幸自己醒悟得还早，没有错过回到父母身边的机会。”

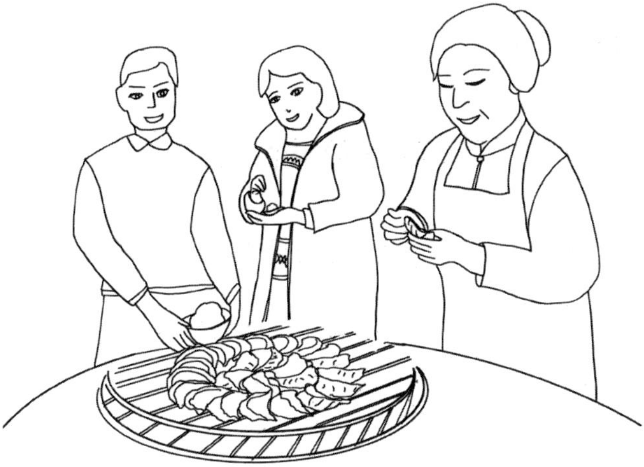

家人围炉做年饭的记忆，永远充满亲情的温暖。

布衣暖，菜根香。人生最寻常也最珍贵的，也许就是一蔬一饭。吃好饭，照顾好自己的身体，让心灵有安居之所。

优雅归程的第一步就是吃好一日三餐，过好日常生活。社会面退休，家庭面积极上岗，做出得厅堂入得厨房的酱香型老人。反正没有远大前程需要赶路，就让我们从一蔬一饭开始，体会一粒米的香味，供养好自己的身体，也感激与你共餐的人。

优雅提示

优雅用餐的十个小提示

1. 即使是白菜豆腐，也用快乐的心情吃出美味佳肴的感觉。
2. 很贵很好的菜，也做给自己吃。
3. 珍惜每天一起吃饭的人，体会一粒稻米的香甜。
4. 边做饭边哼歌，享受做菜的全过程。
5. 听孩子们在饭桌上愉快地聊天，注意，是听。
6. 常和朋友们一起做好吃的，分享人生甘苦。
7. 除了做得一手好菜，还可点得一手好外卖。
8. 安静地吃饭，特别是在外面的时候。
9. 旅行，寻找当地风味美食。
10. 一个人也好好品尝每一餐，喂养好身体。

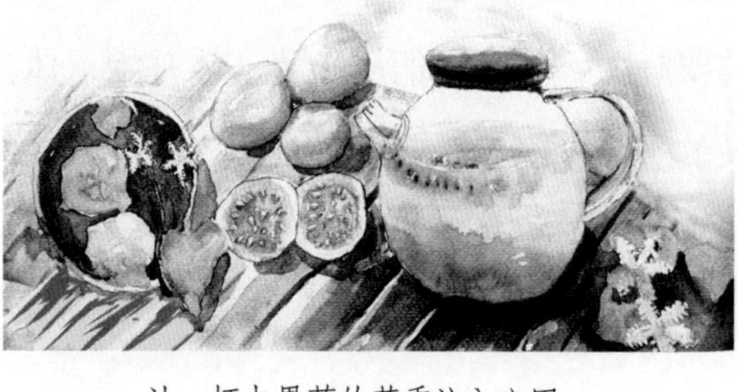

让一杯水果茶的芳香沁入心田。

电影荐赏

电影《小偷家族》：社会适应不良综合征

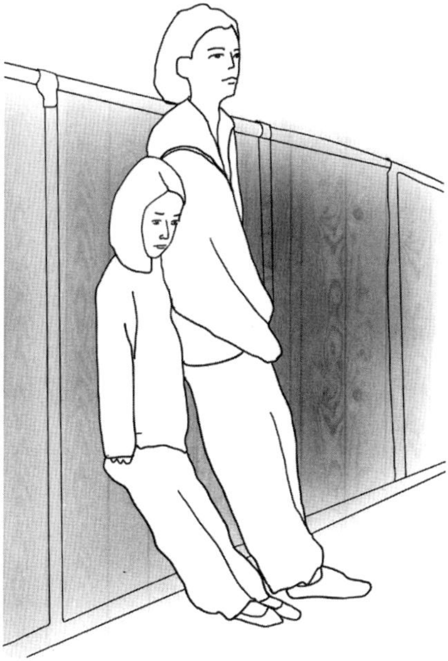

电影《小偷家族》：逃避不是最好的道路。

日本导演是枝裕和的电影《小偷家族》获第 71 届戛纳电影节最佳影片金棕榈奖。有些观众表示看了之后很感动，影片表达了底层人的温情。然而我看到的是一群社会适应不良综合征患者，以及这种正在蔓延开来的社会病。

《小偷家族》中的家人，包括了被亲人遗弃、孤独终老的老奶奶，善良懦弱、只会偷窃的“爸爸”，带着童年创伤、杀死前夫的“妈妈”，从父亲和继母的家中出走、和奶奶生活的“姐姐”，在汽车里被捡回、熟练掌握偷窃技巧的“哥哥”，被父母虐待、选择新家的“妹妹”。

这一家人从各自的人生灾难中出逃，组成貌似完整的新家庭，挤在阴暗杂乱的斗室，抱团取暖、相濡以沫。他们把身体的伤痕藏起来，改换发型，改换名字，在寒冷的冬夜里煮白菜火锅，在清风吹拂的夏日到海边出游，挤在屋檐下看城市的烟花。

在这压抑的、心酸的、没有明天的温情背后，是逃避劳作的男人、藏尸偷领老太太养老金的女人、到成人店当服务生挣取生活费的少女、失去求学机会成为惯偷的少年。从现实生活的痛苦中出逃之后，他们并没有找到光明的栖身之所。

社会适应性是指个体通过自身不断同化和

顺从，最终达到与环境和谐相处的状态。它包括对自身本能抑制、情感控制和自我价值实现过程的调整，从而实现个体的社会适应标准。

社会适应不良综合征是指环境改变使精神紧张、受到干扰，而在思想上、情感上和行为上出现了偏离社会生活规范轨道的现象。

《小偷家族》中的人就是一群社会适应不良综合征患者，他们选择自我封闭、低自尊、低自我管理、低愉悦的生活。他们靠极低的养老金勉强过活，居住在狭窄的斗室里，吃偷来的垃圾食品，屋子里东西乱堆。成年人不工作，性欲低下；孩子们不上学，没有未来。他们靠彼此的点滴温暖存活，姐姐和奶奶睡在一个被窝里互相关心，妈妈和被虐待的小妹妹互相抚摸伤口。这点滴的温暖、软弱的善良成为他们逃避的借口：外面的世界很残忍，留在这里才安全。

社会适应不良综合征正在成为一种社会病。一些年轻人从家庭到学校都像被养在象牙塔中，进入社会看到物欲横流、尔虞我诈，复杂的人际关系、激烈的竞争，真实的现实图景把理想主义的空想砸碎。当他们不能很好适应这一变化时，可能选择退缩、逃避，有人退回家中，躲进电子游戏里，成为“啃老族”“问题青年”。有的老年人不能接受退休后丧失社会地位、丧失价值感、衰老孤独的现实，陷入抑郁焦虑情绪不能自拔，最终离群索居、行为乖僻，成为社会适应不良综合征患者，甚至成为家庭的负累。

有一句话说得好：“人最可贵之处在于，看透生活的本质后，依然热爱生活。”社会适应是一个持续的过程，无论哪个年龄都有相应年龄阶段的困难，逃避和自艾自怜从来不是好办法。人一辈子都需要努力改变自我、调整认知、适应社会，这就是百味掺杂的人生真谛。适应并不是屈服，在社会竞争的背后隐藏着友谊，在社会关系的后面也有真情。成熟就是学会放弃一定的自我去融入社会，收获浓厚的亲情和社会情感。

持续努力，不放弃，无论环境如何、自身如何，依然对内保持理想主义、完善自我，对外热情地拥抱千疮百孔却丰富多彩的人生，这也许才是人生更真实美好的归途。

电影《小偷家族》结尾，剧情的改变来自剧中少年的觉醒：看到砸车窗盗窃的“爸爸”，他开始怀疑自己不是被捡来，而是被偷来的；小店里善良的老爷爷告诫他，别让妹妹学偷窃。他开始怀疑这个家所教他的一切，因此故意被抓。

当“妈妈”入狱，这个“家”分崩离析之后，少年进入学校读书，他说：“我考试得了第八名。”小妹妹则回到妈妈身边。少年和“爸爸”堆了最后一次雪人，然后相互告别。虽然前方会有成长的痛苦、生活的残酷，但他们选择了面对、适应、改变，而不是逃避。这才是剧中人物真正的希望，而不是那所谓的温情。

导演是枝裕和一直在他的电影中捕捉日本社会的边缘人群，探究他们的心理和命运。《小偷家族》和此前的一部电影《无人知晓》一脉相承，反映日本底层社会默默挣扎的小人物，他们没能发出的叹息如都市里的落日余晖，一刹那就消失了踪影。

第2个优雅秘笈

穿好衣，优雅是对抗岁月的最好武器

淡荡春光寒食天，

玉炉沉水袅残烟。

梦回山枕隐花钿。

海燕未来人斗草，

江梅已过柳生绵。

黄昏疏雨湿秋千。

——李清照《浣溪沙·淡荡春光寒食天》

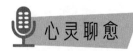

心灵聊愈

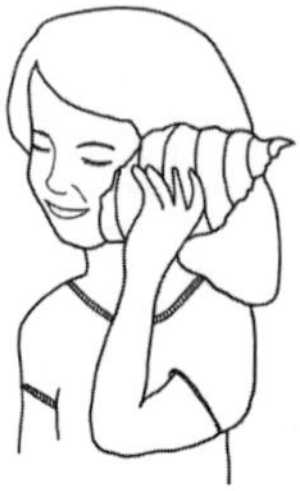

穿金属背心的女人，顽强并美好地生存

曾经采访过一个穿着金属背心的老年女性，一直没有办法忘记她。她的名字叫郁柳，二十世纪五十年代出生于湖南，二十多岁的时候经亲戚介绍嫁给了丈夫薛军。薛军单位是修铁路的，铁路修到哪里，他们就开拔到哪里，郁柳就跟着他们一起，东北、贵州、四川到处辗转。在奔波的生活中，郁柳生下了一儿一女。薛军是个大男人，在工地的时候多回家的时候少，对妻子不够细心。生孩子、坐月子，郁柳都是在没有家人照顾的情况下艰难地挺过来的。郁柳的性格好强，孩子们稍微大一点她就在工程队里找了个仓管的活干，又管孩子又上班，干得很辛苦。郁柳说薛军回家啥也不干，脾气还特别暴躁，不仅动手打孩子，还在酒后打过她。

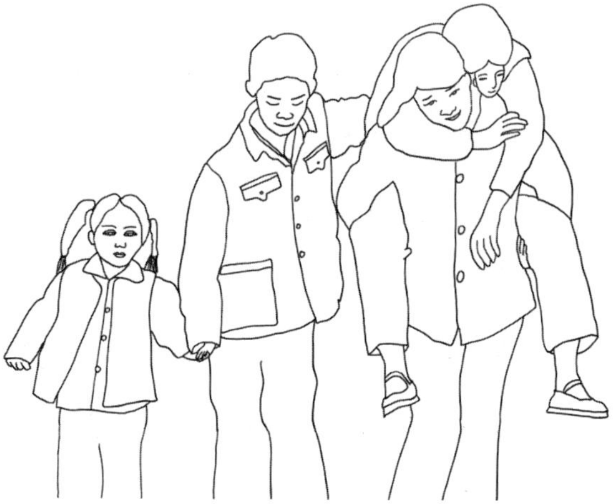

母亲为了守护孩子，在岁月中把自己炼成了钢铁盔甲。

郁柳本是一个娇弱的南方女孩，在颠沛的生活和粗陋的日子里被打磨成了一个满腹怨言、绝不退让、好斗凶猛的中老年女性。在和那些北方女人的明争暗斗中，她成长得声音洪亮、随时能操起棍棒来守护家庭。她最自豪的事情是两个儿女都考上了大学，他们毕业后在深圳成家立业，都过得很好。

本该安享晚年的郁柳在退休之后身体却越来越差，颈椎腰椎的病症让她一直奔走于各家医院。说起腰痛病她就愤恨不平，这都是因为当年生完小孩之后没有人照顾她，她没能好好地坐月子、太早下冷水洗衣服落下的毛病。

六十岁之后，郁柳行走都困难了，医生给她戴上了一件钢板护脊椎背心，以保护她的腰椎和颈椎。除了简单的起居，她基本已经卧床不起。儿女将父母接到南方，给他们租了一套小房子就近照顾。平常薛军买菜做饭，一日三餐送到她的床头，儿女周末来看望和帮忙。郁柳带着绝望的情绪打电话找我，她说："老头子每天虐待我，恨不得我早死他就舒服了。我偏不，就要挣扎着活着，我辛苦这么多年了，现在也让他照顾照顾我。"

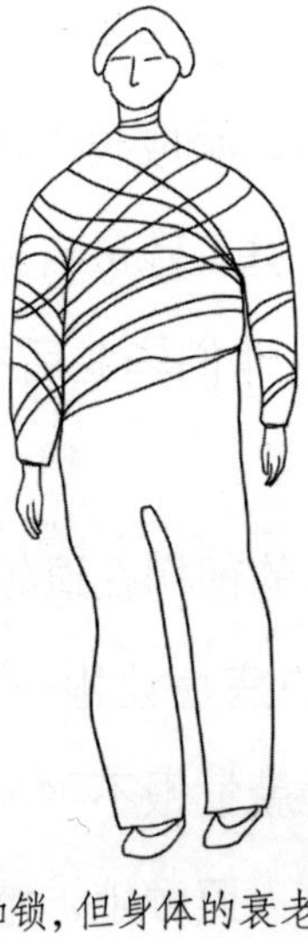

过去的日子会变成枷锁，但身体的衰老锁不住心灵的自由。

我去探望了这个穿金属背心的女人，只见她的家里收拾得干净整洁，她穿着干净合体的衣服裤子，头发是用心打理过的，眉眼中看得出当年一定是个美人。郁柳讲述着她的人生故事，感慨万千。说起儿女们，郁柳充满了骄傲和柔情，孩子们都很孝顺，每个周末都来看望他们。只要瞥见丈夫，郁柳就忍不住抱怨他几句。丈夫薛军敦实厚道，衣着朴素而得体，他静静地守在妻子身边，对于妻子的“控诉”毫不争辩，显然已经习以为常。这对老夫妻以一种怨偶的方式彼此依赖、彼此扶持，共度有苦有乐的余生。

我喜欢收拾得整齐干净体面的老年人，虽然郁柳身穿金属背心，但我从她洁净优美的体态上看到了她对美的眷恋，岁月艰辛、身体衰老并没有打败他们。

我很熟悉郁柳这一代人，他们就是我的亲人，一辈子受了太多苦，早已被生活捶打得遍体鳞伤。很多人喜欢说：“唉，虽然现在苦一点，但是等孩子们都有出息就好了。”

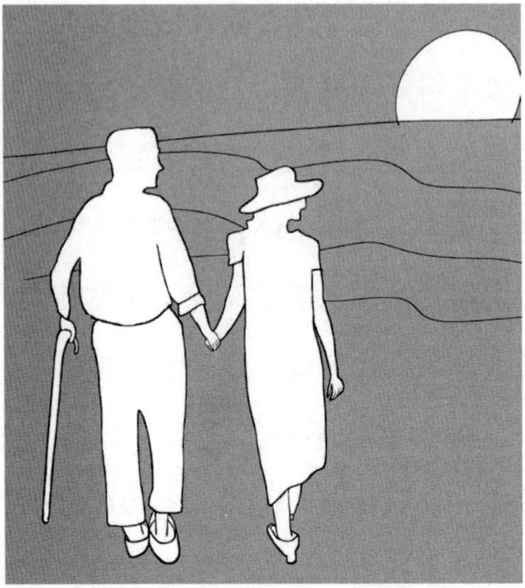

幸福并不在遥远的山那边，而在此时此刻此地，和此人一起。

他们总把希望放在明天：等孩子上小学就好了，等孩子上大学就好了，等孩子结婚就好了！总之，幸福永远在山那边。终于，孩子上大学了、工作了、结婚了，生活越来越好，可自己却老了。

只有踏上归程的人才能明白，人生真正的困难既不是童年求学，也不是青年创业、中年压力，而是年老体衰、病痛缠身的无力感。如果不能理解这是自然的规律，不能心平气和地接受衰老和病弱，就有可能对生活充满怨愤，不停唠叨，变成一个恶言恶语的愤怒老人。

老年的病痛就像那件金属背心一样，把郁柳锁在了自我的心墙之内，但并没有真的将她打倒。她给我打电话，她呼喊挣扎，她躺在床上依然让自己保持体面，都是她在与不公平的命运抗争。我敬佩这种永不屈服的个性，因为心中那份不放弃自己的倔强，他们总能克服困难，找到新生。

这次聊天有没有帮到郁柳，我一点都不知道。送我出门的时候，薛军低声说："谢谢你，欢迎你再来陪她聊天。"那一刻我蓦然抬头，从他眼里看到了一闪而过的泪光，那里面有他们年轻时的爱情、漫长岁月里积累的亲情和垂垂老矣之时的相濡以沫。虽然妻子已经半瘫在床，每天抱怨他，但他们依然是彼此的伴侣，每个晨昏里互相寻找的人，这里面有难以言表的岁月深情。

保持外表的优雅，这是年长者的体面。

我在欧洲旅行的时候，在法国阿尔萨斯一个偏僻的小城遇到去超市购物的八十岁老太太。只见她穿着合体的羊毛外套和裙子，蹬着小皮鞋，拎着精致的购物篮从对面走过来，对陌生的我微微颔首致意。

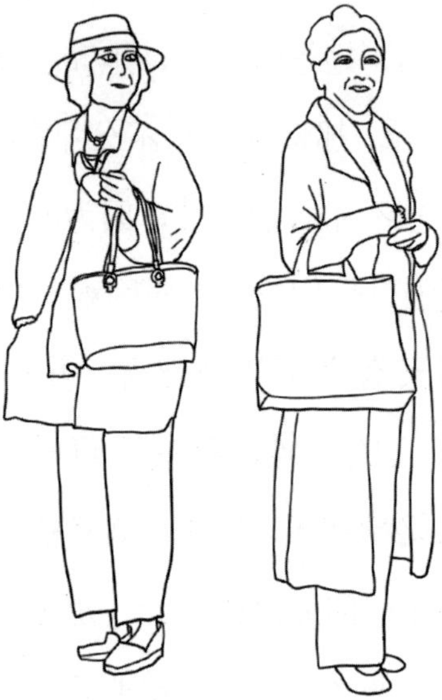

年纪大了以后，更有条件有时间打扮得精致而优雅。

清晨在意大利的一个海湾散步，见迎面走来的银发老绅士穿着深蓝色西装外套，戴着帽子、围巾，牵着一条狗阔步而行，走路的派头让人联想到伟大的诗人雪莱。衰老是无法回避的自然过程，但尽可能老得庄重、沉静、文雅、坚韧，是在接受命运之手的揉搓之后依然保持人的尊严。

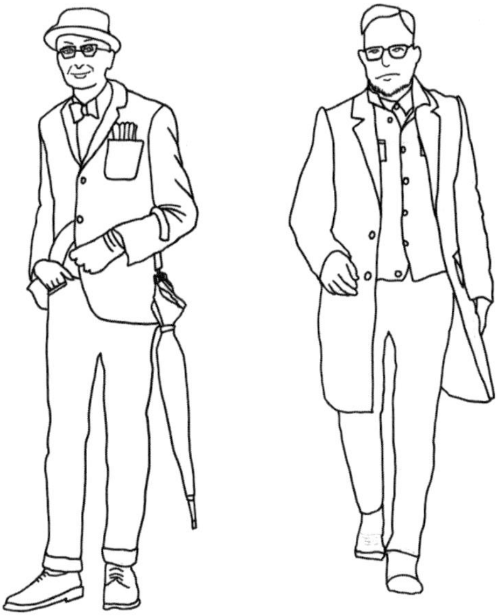

在庄重、坚韧的姿态中呈现人的尊严。

老年优雅不是顺其自然就可以得来的，需要有意识地保持体态美、勤于外修内敛，从头到脚维护好自己的仪态。

我的母亲八十八岁，每年都要去发廊烫一次头发，一头银色的小卷卷非常可爱。我说这点头发还有什么好烫的，她却说："头发不烫就不成型，人看着不精神。"每次买了衣服回家，妈妈就自己动手改衣服。她十分瘦小，衣服袖子长了、裤腿长了要改短，腰要改小。看到八旬老母做针线活儿会有一种幸福感，仿佛回到童年时光，兄妹们坐在煤油灯下写作业，妈妈在灯下做针线活儿，一家人虽然粗茶淡饭却甜蜜温馨。母亲喜欢我们送她香水，每天洗了脸洗了头就把自己抹得香喷喷的。一个活得干净漂亮的老太太，孩子们都乐意亲近。

年轻的美是天生丽质，老而美则靠自律和持续修炼。

我的朋友晓莉老师年轻的时候练过体操，曾经有一张体操表演的照片贴在校园的橱窗里让多少男生倾慕。此后她当老师、当校长，现在退休了依然保持着矫健婀娜的身姿。她说："我工作的学校有很多外籍教师，我作为跟他们打交道的中国校长，当然要注意仪表端庄优雅。为人师表，老师站上讲台要给学生们做个榜样，让他们从老师身上看到阳光、教养、文雅和美。"晓莉退休后依然每周到瑜伽馆练习，出去旅行的时候，随时会看到她抽空做瑜伽。

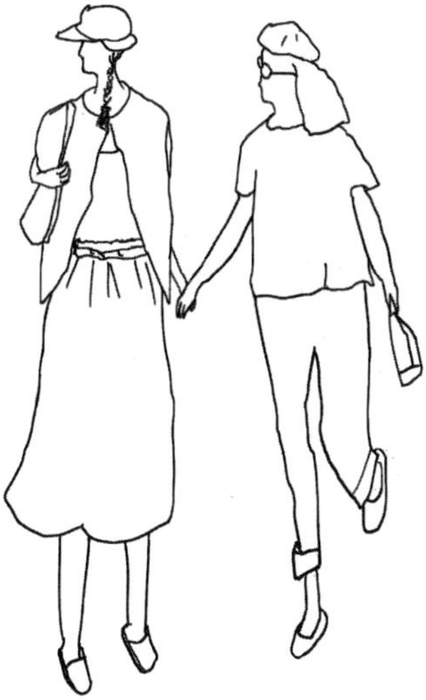

年轻时随意穿都美，成熟以后的美需要重新审视自己。

七十九岁的王德顺还能裸着上身走T台，一身亮闪闪的肌肉让全场惊叹。他自称从五十岁开始每周两次到健身房锻炼，直到现在都坚持“撸铁”，正因为身心勤加修炼，才有舞台上那白髯飘飘的风采。

我喜欢步行，觉得穿上宽松舒服的鞋子步行有踏踏实实的幸福感。这几年最好的流行单品之一就是小白鞋，可裙可裤，方便走路，上讲台也大方。我对坚持穿高跟鞋的女性也特别敬佩，鞋跟比地面高一点，腰背自然就挺直，头自然就昂

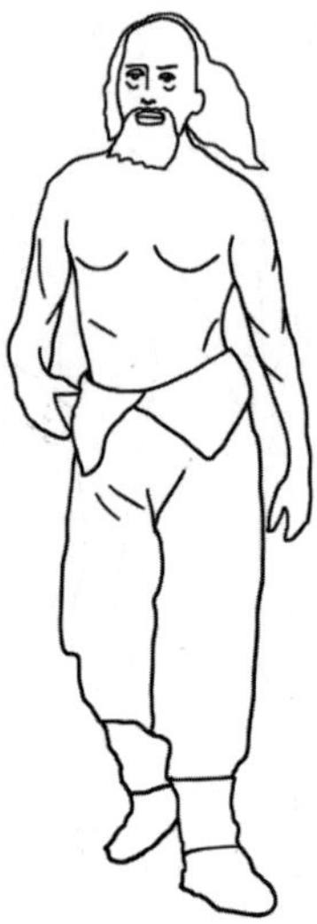

T台上走秀、英姿飒爽的王德顺爷爷。

起，生命的活力感就有了。肯为美付出的人做事常常也更靠谱，因为他们知道所有的美都有代价，从而也懂得珍惜和看重别人的美好。

舒展双肩、站直身体会带来一种暗示：你已经做好准备并具备足够的能力应对外部世界的挑战。

正确的身体姿态确实有助于幸福感的增强，使情绪趋于平稳。旧金山州立大学心理学系完成的一项研究表明，连记忆的调取都会受到身体姿势的影响。坐姿没精打采的被试者更容易回忆起负面的往事，而采取端正坐姿的被试者脑海里则更容易重现正面的记忆。研究人员还发现，端正笔挺的身体姿势能在提高睾酮分泌水平的同时降低皮质醇的分泌。睾酮在一定程度上起到了改善情绪状态、减少身体脂肪、加强心脏与骨骼力量，以及缓解易怒情绪和疲惫感的作用。

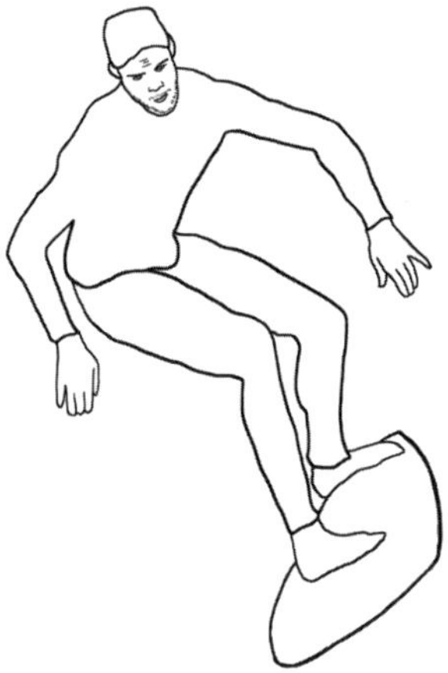

归航中有困难也有乐趣，快乐的秘诀就是努力保持身心平衡。

只有当你心理上独立了，你的身体才真正属于你。

人的身体和精神互为表里，年纪大了身材管理尤为重要。胖瘦不只是一个简单的生活习惯问题，常常还是个人心理独立状态的潜在标志。内心没有安全感、渴望控制孩子的父母往往潜意识中不希望孩子长大。在这种期望下长大的孩子可能会满足于长得圆圆的、胖乎乎的，其身体肥胖隐含的话语是：我还是胖乎乎的、没有攻击性，我还是爸爸妈妈的小女孩（小男孩）。退休之后，如果心理上过度依赖他人，也容易陷入这种类婴儿肥（或过度消瘦）状态，一胖不可收拾，抑或一瘦不可收拾。身体一旦顺坡下驴地松垮，精神上也更难提振。

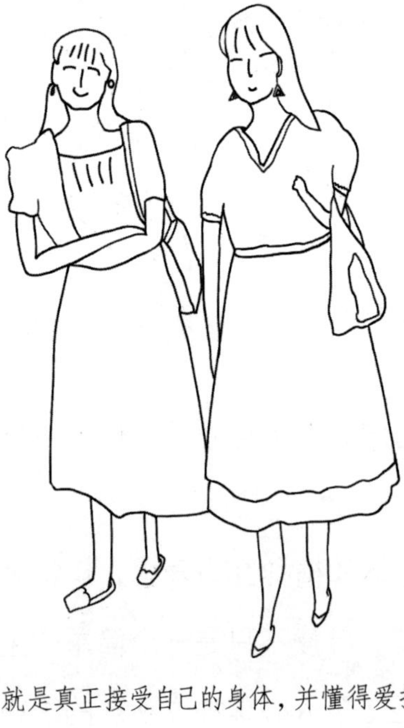

成熟就是真正接受自己的身体，并懂得爱护它。

追求美本身就是重新拥有自己的身体，知道自己是谁，将会走到何处。成熟以后的旅程不再受他人情绪和期待的裹挟，不反复批评自己，不害怕别人的眼光，自我探索，建构完整的自我，包括掌控自己的身体。衰老和疾病可以让金属背心套住我们的身体，但套不住一颗永远青春的心。接受岁月留下的自然印记，同时有意识地注意外表美、从头到脚修饰好自己，努力抖擞精神，过好每一天。

优雅提示

五十岁以后的修饰要点

1. 头发定期修剪，经常洗发。

2. 做好皮肤补水和防晒。

3. 出门化一点淡妆，人会更精神。

4. 睡衣仅用于睡觉，不穿睡衣下楼是底线。

5. 如果没有把握，就穿中间色或深色衣服。

6. 在公共场所看视频、听音频的时候戴上耳机。
7. 轻声细语，别人能听见。
8. 围巾和帽子的搭配，会让服饰更有味道。
9. 穿舒服的内衣和鞋袜。
10. 一年两次翻晒整理衣柜，把破旧的衣服扔掉。

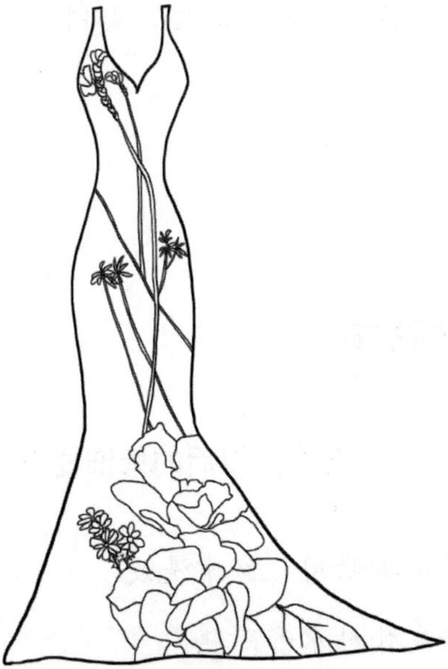

月季花开的春天。

电影荐赏

电影《伯德小姐》：疲惫限制了母亲的想象力

《伯德小姐》是美国A24公司发行的喜剧片，由格蕾塔·葛韦格执导，西尔莎·罗南、劳里·梅特卡夫、卢卡斯·赫奇斯、提莫西·查拉梅联合主演。

《伯德小姐》2017年上映，获第90届奥斯卡金像奖最佳影片、最佳导演、最佳女主角、最佳女配角、最佳原创剧本提名。

故事背景是2002年的美国加利福尼亚州，讲述叛逆女高中生克里斯汀与母亲之间的关系，以及关于青春、爱情、友谊的故事。

导演格蕾塔·葛韦格本人就来自剧中所说的城市，可以说是导演的自传体电影，典型八零后青年的挣扎成长心路历程。

《伯德小姐》里表现的是美国中产家庭的冲突和矛盾。这是个正常的家庭，没有家庭暴力，没有深重的伤痛，父母相爱，而且都爱孩子。由于父亲患有抑郁症，母亲作为家庭照护者被拖得疲惫不堪，她是爱女儿的，但同时也是无力的。

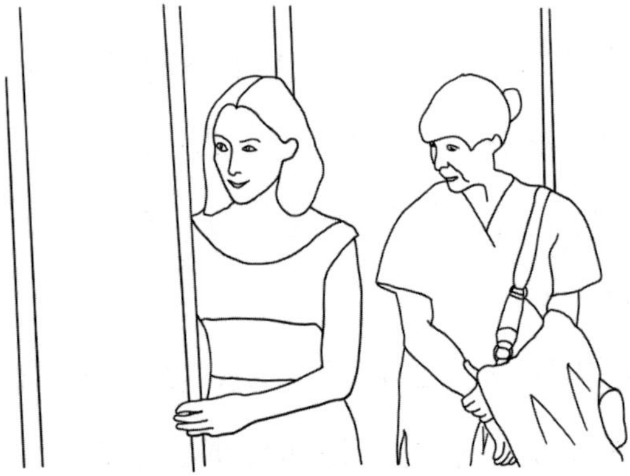

电影《伯德小姐》：与母亲的关系是女性一生的课题。

伯德小姐是女主人公给自己取的名字，她在叛逆的青春期中与母亲战斗，希望离开自己的故乡到纽约上大学。

而伯德小姐的母亲正被现实生活压得精疲力尽，丈夫失业且受抑郁症困扰。在她看来，女儿的一切幻想都在给她增添额外的负担，她需要正在长大的女儿分担她的痛苦，而不是继续给她压力。她劈头盖脸地质问女儿：“你怎么能这样，你怎么可以这么自私？你有没有考虑过别人？”

女儿：“你爱我，但你喜欢我吗？”

母亲：“我只是希望你成为最好的自己。”

女儿：“如果这已经是最好的我呢？”

这是影片中母女俩经典的对话，这句话点到了许多女儿的痛苦软肋——

“妈妈，如果这已经是最好的我呢？”

“请你就喜欢现在这样的我吧。”

如果对话只是到这里为止，《伯德小姐》就不是成功的电影了。

伯德小姐在经历了爱情的失落、友情的失而复得之后，打工挣学费，偷偷申请大学，在父亲的支持下继续为自己的理想而努力，最终挣脱了母亲的控制，离开家乡去了远方的大学。

在离开故乡之后，当她回望过去的青春，才突然领悟到：

母亲的话其实是对的，

原来她真的还有可能成为更好的自己，

只是她当时不知道而已。

疲惫限制了母亲的想象力，而母亲限制了女儿的想象力。在母女的冲突中有强烈的压抑感，当女儿还无力飞翔的时候，翅膀就已经被牢牢地控制在母亲的手中。女儿因为有非常强大的创造力、生命力，才有机会挣脱母亲的控制，这种挣扎表达得如此完整，一定是女导演曾经经历过同样的捆绑。

爱也可能会成为牢笼，
爱得越强烈，牢笼越坚固，
只能彼此伤害，才能冲破限制。

必得破茧才能成蝶，所有的领悟必须在超越过去之后才能到来。

故乡和母爱，当你只能身陷其中时，永远都是牢笼。

只有有朝一日靠自己的力量挣脱了牢笼，飞身跳脱而去，自由翱翔，然后你回望故土，牢笼才终于成为可以去热爱的家园。

你是怎样的儿女，你心里有没有对父母的埋怨？你是怎样的父母，你有没有用你的疲惫，以爱的名义捆绑子女，让他们不能高飞？只有给亲情装上自由的门窗，让家人能自由地出入，没有捆绑、没有枷锁，家人之爱才会成为真正的祝福。

爱有时候需要的不是力量，而是想象。

第3个优雅秘笈

晒太阳，感受温暖的力量

小阁藏春，闲窗锁昼，
画堂无限深幽。
篆香烧尽，日影下帘钩。
手种江梅渐好，
又何必、临水登楼。
无人到，寂寥浑似，
何逊在扬州。
从来，知韵胜，
难堪雨藉，不耐风揉。
更谁家横笛，吹动浓愁。
莫恨香消雪减，
须信道、扫迹情留。
难言处、良宵淡月，
疏影尚风流。

——李清照《满庭芳·小阁藏春》

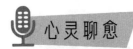

心灵聊愈

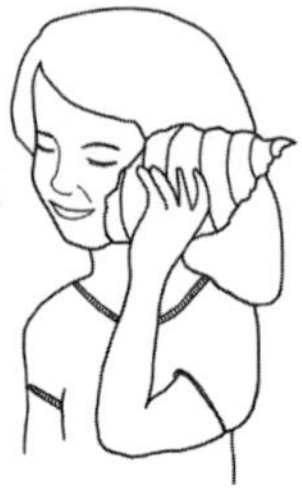

病来如山倒的疼痛感，请阳光治愈我

有一天，一位面容憔悴的女性宛洛来报社找我，随身带着个大行李箱，她说自己刚刚辞了工，也许回老家去，也许，永远不回去了。

宛洛是河南人，家里经济条件很一般，父母为了攒钱给哥哥娶媳妇，宛洛中学没有读完就被送进镇上的一家工厂打工。宛洛是个活泼开朗的女孩，跟工友们相处得很好，打工之余喜欢抱着本书看，那些书向她敞开了外部世界的大门。

没想到喜欢看书这件事给她带来了麻烦，副厂长柏磊四十多岁，办公室的书架上有不少书。宛洛经常到柏磊那里借书看，一来二去，厂里就有了闲言碎语。有一天下班后，宛洛和几个工人一起在柏磊办公室里说笑，她不小心绊倒了，柏磊就伸手搀扶了她一下。偏偏柏磊的妻子进来看到了这一幕，上来就给了宛洛一个耳光。事情一下子闹大了，宛洛跑回家不干了，柏磊的两个儿子还跑到她家里闹了一场。

事情闹到这一步，十里八乡的人都知道了。最终柏磊和老婆离了婚，他到宛洛家坐下，头耷拉着说不出话来。宛洛看着这个陌生的、比自己大近二十岁的男人，不知道该怎么办。宛洛的妈妈说："黄泥巴掉进粪坑里，不是屎也是屎，你就嫁给他算了。"

宛洛和柏磊结婚后，两个人一起离开家乡到附近县城租房安了家，接着生了两个孩子。虽然这场姻缘的起因莫名其妙，但柏磊对宛洛很好，两个人都勤快肯干，小家庭过得简单安宁。宛洛说："河南的冬天很冷，有太阳的时候，柏磊就搬把椅子到墙根，椅子上垫一层棉垫子，让我带着小孩晒太阳，他去做饭。我们农村人不懂浪漫，没去看过电影啥的，但柏磊总是把最好的阳光让给我，他说墙根那里没有风，多晒太阳能补钙，补了钙会更健康。"

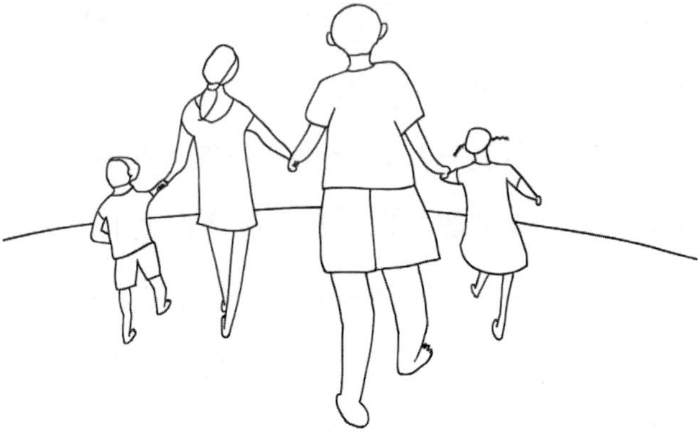

幸福有的时候很简单，就是一家人一起迎接朝阳。

两个小孩上学之后，柏磊年纪渐渐大了，找不到什么活干。为了养家，宛洛来到广东打工，柏磊在家里负责两个孩子的教育和生活。宛洛想着眼前虽然辛苦，但等孩子们高中毕业，她就可以回去跟柏磊一起养老了。

没想到宛洛的身体出了毛病，一开始是觉得累，后来居然在上班时晕倒了。老板送她去医院，查出来是癌症晚期。老板给了她三千元，让她快回家治病。她带着行李箱在深圳火车站转了三天却不敢回去，怕回去之后成了柏磊和孩子们的负担，她也没有勇气去死，只好晚上在火车站里面一个人蹲着哭泣。

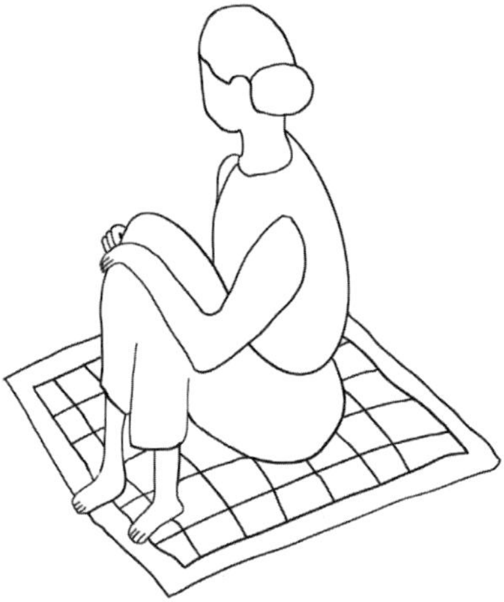

别让疾病夺走你心中的阳光。

生老病死，人生常常比想象中的短暂。宛洛的人生故事虽然苦涩，但也曾有阳光照进她的心田。我说，你独自打工为这个家付出了十几年，现在累了病了，当然要回到亲人们身边。你除了是宛洛，还是柏磊的妻子，是两个孩子的母亲，你曾是他们的依靠，他们也是你生命的阳光。无论未来是漫长的坚持，还是痛苦的别离，那里是你疗伤休息的家，孩子们也需要妈妈充满爱意的告别，泪水应淌在爱人的怀里，而不是抛洒在异乡冰冷的土地上。宛洛听了我的建议，带着对阳光的向往回家，在丈夫和孩子们的陪伴下走完了最后的日子。

人们都说，世界上最宝贵的一切都是免费的，如阳光、空气、星空、月色。无论你是穷人还是富人，是正值青春还是年华已老，阳光没有分别、毫不吝啬地洒在每个人身上。正因为阳光如此常见，人们往往对它视而不见。有位朋友在地下商城工作了二十年，她说："我每天早上五点多就到店里，一直忙到晚上十一点钟打烊，那些年我很少见到阳光，甚至很少想到阳光。"她说这句话的时候已经功成身退，坐在高层楼宇的阳台上喝咖啡。年轻时候忘我地打拼，也许就是为了五十岁以后可以回首往事，再见朝阳。

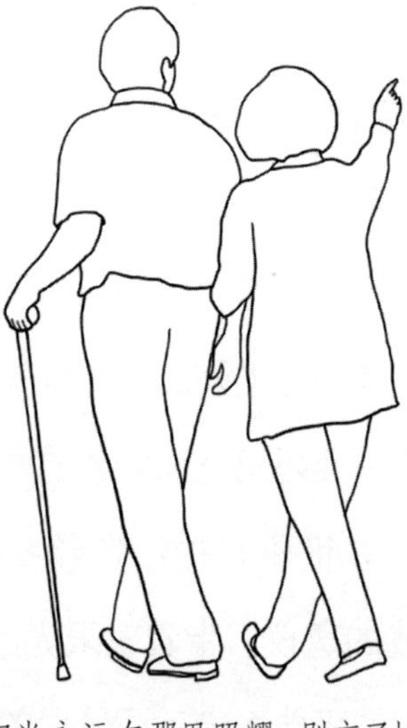

阳光永远在那里照耀，别忘了抬头。

踏上归程，把那些我们因生计而遗忘了的美好，再一件件地重新找回来。

清晨，在森林里散步，阳光从枝丫间透出温暖；冬日的午后，喝一杯红茶，晒一会儿背，和好友聊聊天；黄昏日落时，与老伴携手看夕阳西下。李清照的词里咏道："朗月清风，浓烟暗雨，天教憔悴度芳姿。纵爱惜、不知从此，留得几多时。人情好，何须更忆，泽畔东篱。"

有研究数据证明，离赤道越远的地区，居民患多发性硬化症和其他自身免疫性疾病的风险越高，适量接受阳光的照射能使身体合成维生素D，促进钙的吸收，可抵御季节性情绪紊乱，对于骨密度的提高和骨质疏松症的治疗有帮助，对厌食症患者尤其有益。日照时间长短与情绪健康也有着明显的关系，适当的日照能有效地降低抑郁焦虑，延缓衰老。在有目的的户外活动（观鸟，研究植物、昆虫等）中与他人待在一起，能为阿尔茨海默病患者提供很大的心理安慰。

英国埃克塞特大学、英国鸟类学信托基金和澳大利亚昆士兰大学发表在《生物科学》杂志上的一项研究发现，鸟类、树木和灌木丛的数量与人们的心理健康呈正相关。户外活动对思想和身体都有益，与那些生活在树木较少、鸟类较少地区的人相比，能够观察大自然的人抑郁、压力过大和焦虑的风险更低。

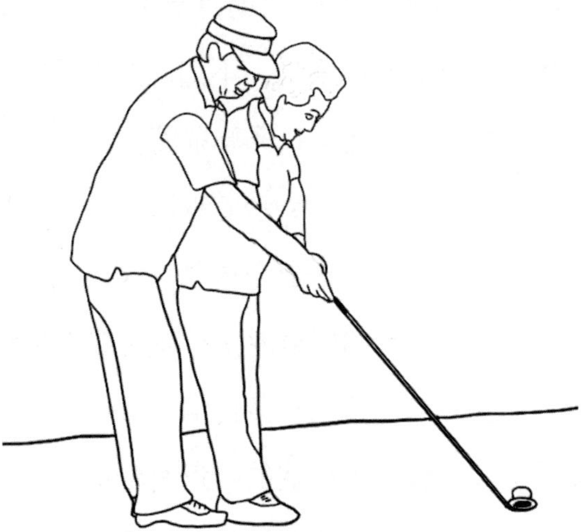

阳光没有分别、毫不吝啬地洒在每个人身上。

当然，日照虽然有多种好处，却也有一定的风险。阳光中的紫外线是大多数黑色素瘤和皮肤癌形成的主要因素，所以阳光虽然有疗愈作用，可使用要适量，谨防晒伤。

当疾病、衰老、丧失不可避免地降临时，请别忘记抬起头，拥抱美好的阳光，它是永恒的心灵安慰。

优雅提示

阳光安慰剂使用要点

1. 打开窗，让阳光照进屋子里。
2. 站直身体、舒展双肩、面对阳光，体会自信、力量及信念。
3. 清晨或黄昏，和家人朋友一起散步聊天。
4. 俯身观察一片阳光下的草叶。
5. 重新了解你的故乡，从每一座山、每一条河开始。
6. 认识家附近的植物和鸟类，观察和记录它们。
7. 试着在旷野里大声歌唱，让阳光透入心田。
8. 在阳台上经营你的阳光小花园。

9. 倾听年轻人的心声，给予鼓励，成为他人的小太阳。

10. 也鼓励自己，成为自己的小太阳。

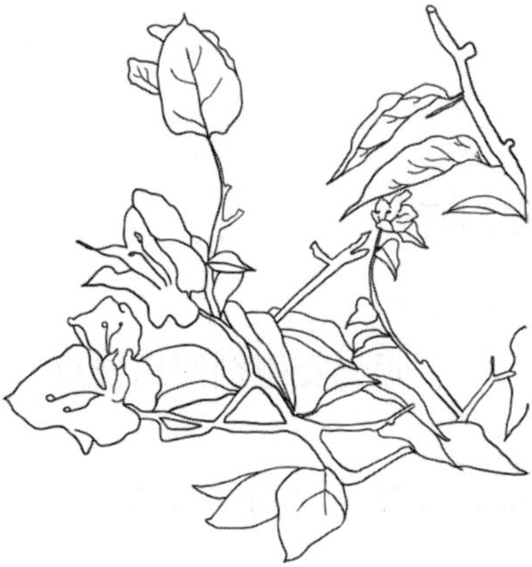

簕杜鹃，拥抱太阳的花朵。

电影荐赏

电影《她》：身体松弛但心灵依然紧绷

2016年的法国影片《她》，保罗·范霍文执导，女主角伊莎贝尔·于佩尔凭借此片获得第89届奥斯卡金像奖最佳女主角提名。130分钟的电影《她》包含了种种重口味剧情，展现了一个已经做了奶奶的法国文化女性破碎而坚韧的人生。

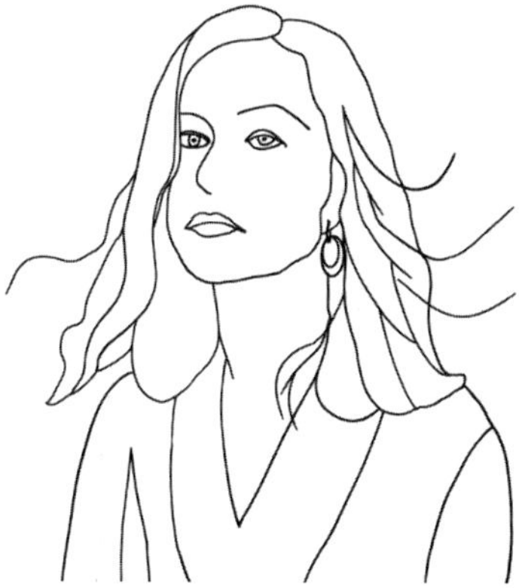

电影《她》：正在衰老的女性坚韧的人生。

米歇尔的父亲是血腥杀手，对邻居痛下毒手之后，浑身是血地回到家中，带着女儿把家中物品烧毁，然后被警察带走入狱三十年。米歇尔的母亲原本是个护士，丈夫出事后她变得像孩子般放纵自我，不能承担起母亲的责任。米歇尔和前夫感情很深，可是这个不成功的作家曾经对她实施家暴，俩人因此离异。米歇尔的儿子善良而懦弱，既在经济上依赖母亲，又反感母亲的控制。

米歇尔的游戏公司里充满了既敬重她的才华、财力，又痛恨她的专横跋扈的年轻人，她必须咬紧牙关和每个人斗，才能推动公司业务前进。

米歇尔的邻居是一对外表和谐美丽的年轻夫妇，她忍不住偷窥、勾引男邻居，以满足个人的情欲。米歇尔和安娜是密友兼合伙人，然而她却和安娜的伴侣有染，并想摆脱这种关系。米歇尔的生活纠结成一团麻，她正在衰老却又坚韧地保持活力，身体松弛心灵却依然紧绷。

影片一开头，米歇尔就在独居的家中遭遇了蒙面人的强暴，此后又一再遭到性威胁。由于父亲的过去，她没有报警，而是采取措施暗中观察、探索，自己保护自己。外表光鲜的男邻居却是性变态，她和男邻居之间滋生了因为了解而产生的虐恋情感。为了母亲临终的嘱托，她决定去监狱里探视父亲，父亲却在得知这一消息之后选择了自杀。

米歇尔用她成长中学会的生存方式解决问题：即使生活伤害了你，也要靠自己站起来、打开门迎接下一个黑暗之夜。作为女性，孤立无援的“她”，无论是父亲、儿子还是强暴者、前夫、情人，这些“他”一直以暴力或性的方式侵犯她的身体、侵蚀她的尊严。“她”一方面顽强抵抗，无论在个人生活上还是事业上都强势介入，决不退缩；另一方面又与生活曲意和解，给前夫和儿子提供经济支持，主动邀约朋友亲人聚会，希望与他们互相接纳，彼此关怀。

《她》的导演是荷兰著名导演保罗·范霍文，曾经执导《本能》《黑皮书》，向来擅长驾驭限制类题材，从黑暗杀戮中引发情色诱惑，人物性格复杂有张力。《她》的女主角伊莎贝尔·于佩尔曾经主演《钢琴教师》《爱》，她在《爱》中的表演蕴含深厚内力，把这个顽强生存、不被黑暗吞噬、无坚不摧百折不挠的女性角色表现得淋漓尽致。

弗吉尼亚·伍尔夫说：“若要忍得下怒火，须有澄明的心境和坚强的意志。”正在衰老的女性——她，在错乱的世界里拒绝窒息，顽强地生存。

第4个优雅秘笈

水滋养，慢下来善待自己和他人

寂寞深闺，

柔肠一寸愁千缕。

惜春春去。

几点催花雨。

倚遍阑干，

只是无情绪。

人何处。

连天衰草，

望断归来路。

——李清照《点绛唇·闺思》

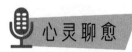

心灵聊愈

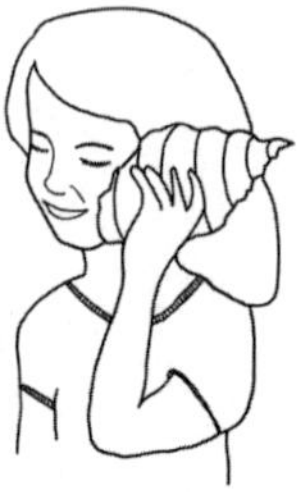

失业男人的初老危机，
谁来安慰寂寞心

弹筝被妻子令德拉着，夫妻俩一起来倾诉。他们原本一直在一个三线城市生活，弹筝在学校当数学老师，令德在一家药店当店员，夫唱妇随，一起养大两个孩子。

五年前，弹筝在学校的一次会议上没有控制住情绪，和一向跋扈的校长当面吵了起来。从那以后，校长就想各种办法给他“小鞋”穿。弹筝受不了这个气，一时冲动辞掉了二十多年的教职，办了内退，离开了他热爱的讲台和学生们。

因为女儿大学毕业后到深圳工作，弹筝和令德就一起来到深圳与女儿相聚。因为有在药店的就职经验，令德很快找到了工作。弹筝的求职却非常不顺利，年龄超过五十到学校任教根本没有可能，他曾经在一些培训机构找到短期的教职，可是后来培训行业不景气，机构纷纷关闭，他又失业了。弹筝没有做过体力劳动，他曾经想去应聘做保安，可是人家一看他那文弱的样子，就让他走了。就这样他们在深圳过了五年，弹筝年龄到了五十五岁，更没有什么机会做事情了。

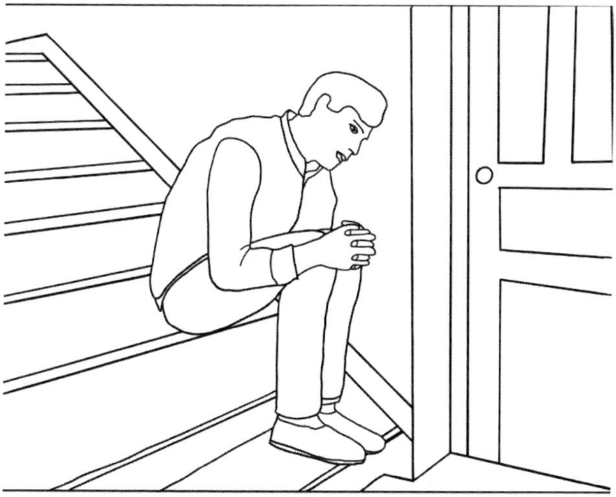

行到水穷处，勿忘还有坐看云起时。

令德说："以前他是一家之主，收入高、工作好，是高中的骨干老师，桃李满天下，出门有面子，回家有能力。也亏了他辛苦工作，两个孩子都大学毕业找了好工作。可是现在他越来越没有精神，整天垂头丧气的，话越来越少。"

弹筝本性并不沉默寡言，慢慢地他说起了在

深圳生活的日常。当老师多年，本来他有早起的习惯，可是现在早上起来没有事情做。每天上午，他看着妻子和女儿匆匆忙忙地吃饭去上班，她们把门带上之后，家里就一片安静。他一个人混到下午，去菜市场买点菜准备做晚饭。下午的菜市场都是老年人和家庭妇女，他这个样子就显得很尴尬，说是老年人吧，还算不上，说是“家庭煮夫”，他又不甘心。

弹筝说：“我现在才知道工作对男人太重要了，我们家并不缺钱，再过几年我就可以拿退休金了，所以不是钱的问题。老婆和孩子对我很好，她们从来没有嫌弃过我，可是我就是开心不起来。”

我问弹筝，在家乡那么多年，除了教书他还有什么爱好。弹筝说他喜欢钓鱼。说起钓鱼，弹筝满眼都是光芒。在家乡出门就是河，河水弯弯曲曲流经山城，形成一个个小小的水湾。当老师最开心的是有寒暑假，放假的时候他一早就背着鱼竿出门，到熟悉的河湾处，摆好小凳子，甩开鱼竿垂钓，再拿出带来的干粮慢慢吃、慢慢等。

钓鱼的乐趣并不在于收获的多少，而是垂钓时的那一份心境。山川宁静、河水静谧，清晨的阳光一点点地从天上洒下来，把河水一寸寸地照亮。凝神静气，当你沉迷在这一片山水之中的时候，突然钓竿晃动，鱼儿上钩了！那种惊喜，仿佛是自然的馈赠，只有真正融入那山水之中，才能收获这珍贵的礼物。

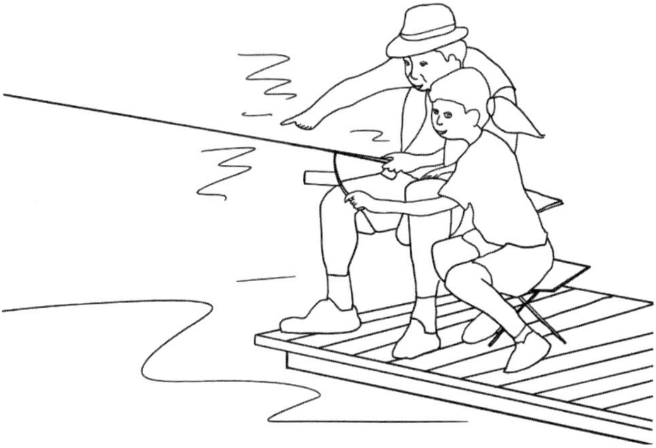

在山水之间寻找生命的宁静欢乐。

弹筝说教书那些年钓鱼的河边是他的心灵栖息之地，当他感到工作压力大、学生惹人生气、领导不讲道理的时候，就周末躲到河边在垂钓中重获生机。他还有几个老钓友，大家结伴同行，说说笑笑，非常开心。“我跟校长吵架那段时间，正是家中老人病重，我又上班又照顾老人，根本没有时间去钓鱼，心情烦躁，所以才会跟校长起冲突。事后想起来，校长这些年待我不薄，当时确实是我太让他下不了台，但是现在后悔也晚了。”

失业带来的失落感加上一时冲动的懊悔，使弹筝陷入低落情绪中不能自拔，晚上睡得不好，白天吃饭没有胃口。弹筝的教学经验告诉他，这是陷入了轻度抑郁状态，应该及时调整。

有一句话说：人老不离乡。弹筝在五十岁的年纪意气用事，带着老婆背井离乡来到陌生的城市，结果遭遇了男人的初老危机。对于很多男人来说，工作不仅是生计和金钱，还是尊严和地位，没有工作的男人会更明显地感觉到衰老的到来、被社会抛弃而掉队的失落。弹筝的痛苦不仅仅在于失去工作，还在于因冲动而过早地退出了生活的激流。眼看着青春流逝、不可挽回，滚滚长江东逝水，自己已无能为力。

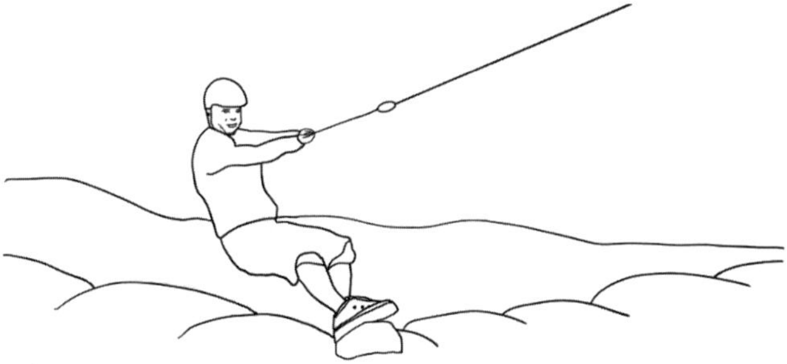

人生的风浪不会因年老就消失，遇到困难仍需奋力冲浪。

然而，弹筝的痛苦只是比其他人早来了几年而已，再过五年他就能领到教师退休金，冲动并没有真的造成无法挽回的后果。每个男人或迟或早，最后都要正面直视青春已逝、老之将至、退出人生舞台的现实。女人害怕年老色衰，男人也一样，怕秃头、失业，怕不被看到、不被关注，怕失去存在感。然而这一天迟早都会到来，早预防早准备，说不定坏事变成好事。

当弹筝钓鱼的时候，他的身心与河水、与岸边的水草、与天上的流云都融为一体，那时候还会在乎名利、地位、得失、对错吗？他一时冲动但也算豪气地急流勇退，既然失去了一时的利益，不如趁机感受天地浩气，才对得起自己

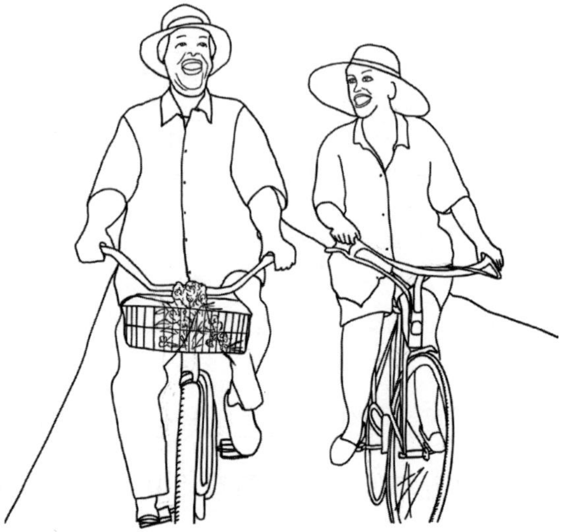

生活就像骑自行车，要想保持平衡，你就得不断向前。

的这份耿直。至于说夫妻之间，能靠你的时候她靠你，能靠她的时候你靠她，彼此依靠、彼此依恋，这本是人间正道。当年你加班教学的时候，她做饭带娃；现在她上班挣钱，你做好饭菜顾好家，相互扶持，情深义重，又何曾真正失去过什么呢？

深圳是个海滨城市，乘坐交通工具很方便就能到深圳湾公园，海边有棕榈树，有红树林，候鸟每年飞到南方来过冬。到海边走走，能感受到海水的宽广、博大，蕴藏着无限生命。周末一家人可以坐车去大鹏湾、大小梅沙、溪涌，那里有沙滩、海浪、海岸线。一个曾经与河水亲近的人，来到大海之滨难道会找不到生活的乐趣吗？

弹筝说："是啊，我年轻的时候一直向往能来看看海，可是这五年我完全把这事忘记了。我要去看看海，听听海鸟的歌声。从家乡的小河走到了南方的海边，是时候放下过去面对未来了。"

水在人类文明中的地位是毋庸置疑的，最早的生命体应该就是在水里产生，从水里走向陆地。人类早期的文明也都是沿河沿海而生发，我们中华文明一直认为黄河长江是母亲河；爱琴海则孕育了古希腊文明。孔子说："智者乐水，仁者乐山。"中国古代的诗词歌赋常常寄情山水，人们在山水之中总能找到安慰、力量和心灵的源泉。

很多人在一个地方生活了一辈子，却没有真正游览过自己的乡村、自己的城市、门前的河流。多看看周围，了解你生活的地方、亲近自然，吸收新知识，说不定会对生命有新的发现。即使不出门，人们也可以对水产生亲近感。俄勒冈大学 2016 年发表的一项研究表明，定期的热水沐浴可以降低血压。心理学家还发现洗澡可以减少抑郁和悲观情绪。

无论是小河弯弯，还是大江大海；无论是雨雪风霜，还是细雨霏霏，只要你愿意亲近，水就在那里，充满生机、汩汩流动、永不止息。

优雅提示

亲近水的十个生活要点

1. 每天多喝水，让水的滋养沁润心田。
2. 沐浴的时候使用香氛、聆听音乐，让水抚慰你的身体。
3. 在晨曦中垂钓或散步，看微风轻拂水面。
4. 热爱一条河流，经常去看望它。
5. 让海浪（或河水）没过你的脚面。

6. 如果生活在海滨城市，去看海上生明月。
7. 热爱某种海洋生物，了解珊瑚，关心海洋环境。
8. 在海里游泳或潜水时，不要使用防晒霜，以保护珊瑚。
9. 不要在海滩上拿走任何东西，也不要留下垃圾。
10. 写一首关于河水或大海的诗歌。

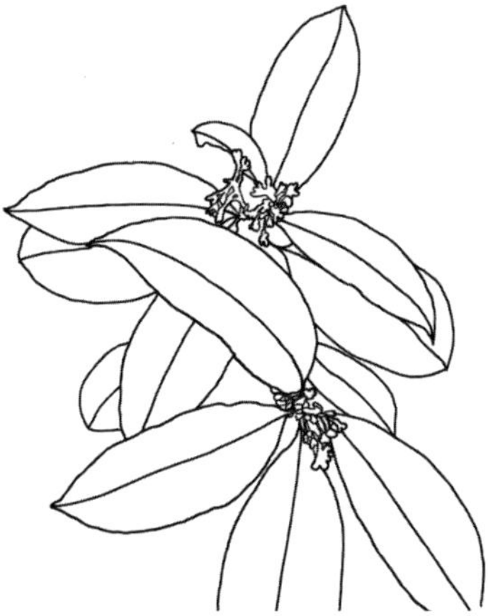

桂花香里有深意。

电影荐赏

电影《海边的曼彻斯特》：创伤后应激障碍中的疼痛感

心理学中有个名词叫PTSD，即创伤后应激障碍，说的就是电影《海边的曼彻斯特》中男主人公李这样的人。心碎之后的人生路冰冷孤独，有的人选择放下过去重新开始，有的人抓住伤痛自我放逐。海边的曼彻斯特，冰雪覆盖的城市、悲伤的小提琴划破天际，枯枝摇曳的天空、冷风吹拂的海湾，沉默的男人李。

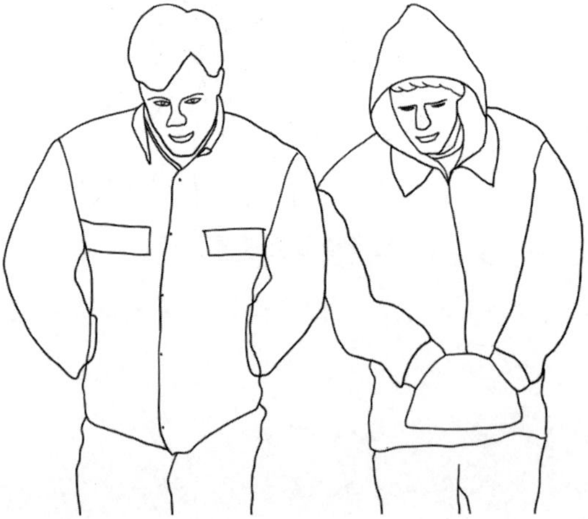

电影《海边的曼彻斯特》：哀伤疗愈是一个缓慢的过程。

多年前的一天晚上，主人公李和朋友在家中一楼狂欢，喝了很多酒，吸了大麻可卡因。惨剧发生在凌晨三点，李从商店买啤酒回家，在冰雪覆盖的地面上滑了一跤，从此再也没有能爬起来。海边的曼彻斯特，成为他永远走不出来的地方。

中年颓废的李成为波士顿的修理工人，修水管、通马桶，活干得好但是态度粗鲁。进出一个个家的他仿佛是透明人，雇主当着他的面穿着暴露，说敏感的话题。夜晚，李在酒吧里被女人挑逗但不回应，独自饮酒，喝多了就跟男人挑衅打架。半夜他醉醺醺地带着伤痕回家，在昏暗的沙发上对着电视机熬过漫漫长夜。

由于哥哥突然入院，李驱车回到曼彻斯特，冰冷的太平间，最后的亲吻，含泪的告别，通知在学校里的侄子。李表情麻木地开车穿过积雪的街道，看着曾经熟悉的街道、房子，一些似曾相识的人，听着悲伤的小提琴声划破冰凉天空，记忆不可遏制地逆流而回。

海边的曼彻斯特，海上的船只，在船上钓鱼的哥哥和侄子，曾经热爱过的海，曾经拥有过的青春和幸福。回到家和老婆说起钓鱼的趣事，孩子们在身边围绕，那是纯粹简单的喜悦。这琐碎的喜悦一旦失去，便永不再来。只有哥哥永远站在身后，坚守在海边的船上。

为了逃避伤痛，李离开了曼彻斯特；因为不能原谅自己，所以他时时充满愤怒；为了保持疼痛感，他故意挑衅找打；因为害怕照顾不好侄子，他神经紧张，情绪一触即发。

《海边的曼彻斯特》获第 89 届奥斯卡最佳影片、最佳导演、最佳男主角、最佳男配角、最佳女配角、最佳原创剧本提名。最终赢得最佳原创剧本奖，主演卡西·阿弗莱克获得奥斯卡最佳男主角荣誉。他表情木讷，之前在《星际穿越》中饰演守在田地里的哥哥汤姆就极有个性，也是这种麻木不仁的表情，深厚的情感如深藏地底的岩浆默默翻腾。米歇尔·威廉姆斯饰演李的前妻，在片中有一段情感崩溃的表白，她想通过表白来达成和解，让李和她一起与过去说再见。但李拒绝前妻的原谅，选择继续逃跑。海边的曼彻斯特是永远的伤痕，不可愈合，不能愈合。治愈不是唯一的道路，保持疼痛感、深深陷落是他最后的救赎。

第5个优雅秘笈

深呼吸，在冥想中与自我和解

天接云涛连晓雾，
星河欲转千帆舞。
仿佛梦魂归帝所，
闻天语，
殷勤问我归何处。
我报路长嗟日暮，
学诗谩有惊人句。
九万里风鹏正举。
风休住，
蓬舟吹取三山去！

——李清照《渔家傲·天接云涛连晓雾》

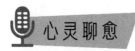

心灵聊愈

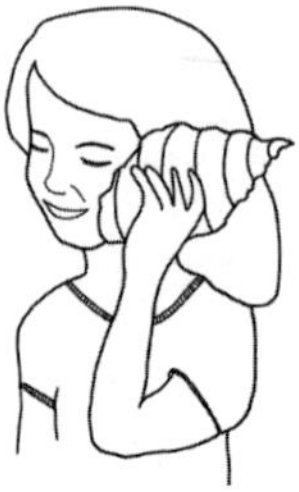

今生今世未了情，丧亲之痛与疗愈之路

有一年清明节之前，一位清瘦的中年男子来找我讲述他的故事。他的名字叫云齐，来自华中地区一个城市。妻子阿阁是个美丽贤淑的女子，他们还有一个漂亮聪慧的女儿。

云齐的父母都是农民，城里有些姑娘很嫌弃他农村家庭的出身。阿阁是经朋友介绍认识的，她一点都不势利，从一开始就对他一往情深。他们俩结婚之后，岳父母把他当儿子一样对待，让他这个农村青年在城市里找到了新的家。

多年后，一家公司看中了云齐的才华，要他到深圳来发展。那时女儿已经上中学了，云齐很犹豫，觉得这个时候女儿读书正需要自己。阿阁鼓励他出来发展，让他放心，她在家会好好照顾女儿。

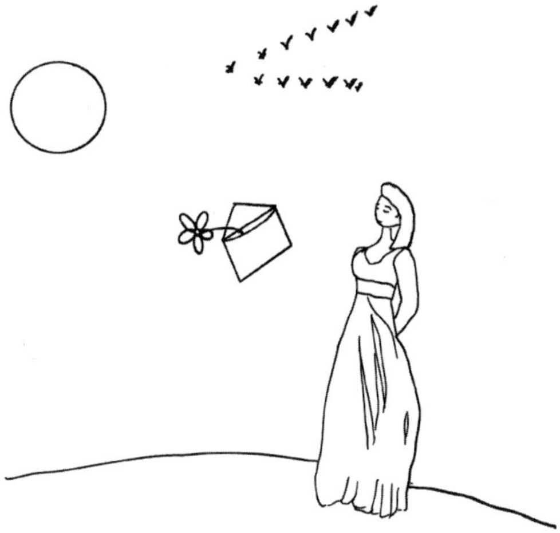

对亲人的思念，终会成为生命的一部分。

云中谁寄锦书来，雁字回时，月满西楼。

他们一家三口开始了分居两地的生活。云齐和阿阁约好每周六晚上通电话，每次通话都有两三个小时。先是云齐和阿阁聊，说这一周的生活，都有些什么有趣的事情，在单位忙不忙；然后云齐和女儿聊，问她学校里的情况，跟同学们玩得好不好，跟老师有没有斗气。有时候女儿会问一道数学题怎么做，云齐于是先挂断电话，把题目做出来，然后再拨过去，给女儿慢慢讲解。云齐说："很多人说两地分居感情会变淡，一个人在外地会感到空虚，可是我内心总被她们母女俩装得满满的，没有一点空间去体会空虚感。”阿阁休假的时候就带女儿到深圳来，一家三口去欢乐谷，去大梅沙，玩得不亦乐乎。

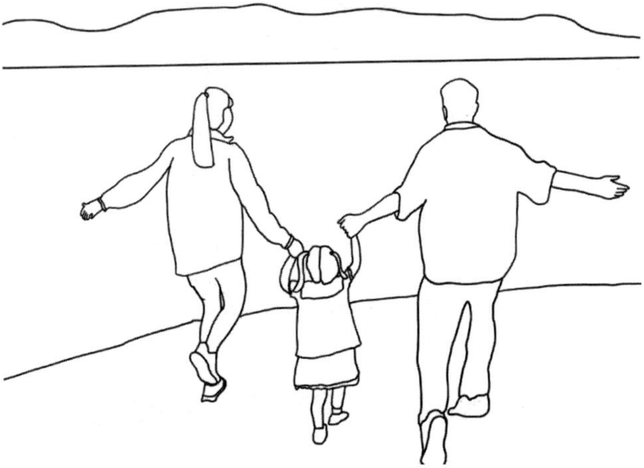

方知人生最美好的时光，就是长相依不别离。

女儿高三的那一年，云齐和阿阁都很紧张，他们俩互相提醒着，不要把这份紧张传递给女儿，要让女儿放宽心，让她知道无论考得怎么样他们都永远爱她。那段时间他们不是每周一次通话，而是天天通话，好像要参加高考的不是女儿，而是他们俩。

距离高考还有一个月的那天晚上，云齐接到了岳父的电话，让他马上回去。云齐问怎么了，岳父的嗓音就哽咽了，说阿阁出事了，快回来。

原来阿阁在下班路上，下了公共汽车走回家的时候被一辆小货车撞了，当时她手里还拎着准备做晚饭的菜，送到医院就已经昏迷，当天晚上就过世了。云齐回到家好像做梦一样，被亲人们安排着完成各种后事。他不吃不睡，也哭不出来。亲戚担心地对他说："你要振作啊，你看看女儿，她一个月之后就要高考了。"他如梦方醒，看到女儿一直小心翼翼地站在他身边看着他，就搂过女儿，父女俩抱头痛哭起来。

云齐忍下了内心的悲痛，买菜做饭照顾女儿，陪伴女儿高考。他把阿阁的照片放在房间里显眼的位置，他们吃饭的时候阿阁就在旁边"笑吟吟"地"看着"，感觉依然是亲热的一家三口。

云齐来找我的时候他的女儿已经大二了，他每周六跟女儿通一次电话。阿阁去世后女儿迅速地成熟了，像当年的阿阁一样，女儿问他吃得怎样、衣服洗了没有。云齐明白女儿的关心，打起精神回答问题，但是其实他没有好好吃饭、没有好好睡觉，甚至没有好好呼吸。

阿阁的离世在云齐心里挖了一个黑洞，这黑洞越来越大，有时候把他完全罩住让他不能呼吸。这个刚刚五十岁的男人头低垂着，发出了深沉的呜咽声。云齐说：“本来阿阁再过几年就退休了，我们就可以团聚。我们想过，两个人一起看夕阳，慢慢地老去；我们想过一起读女儿从大学寄回来的信；想过女儿结婚的时候，两个年轻人给我们行礼；想过女儿有一天也会当母亲，我们抱着小外孙会多么欣喜。就是没有想过阿阁会这样走，她手里还拎着那天晚上要做的菜，却永不回来。”

云齐的丧妻之痛让人深深扼腕。在采访中看惯了每天大打出手的夫妻、对簿公堂互揭疮疤的夫妻、跟踪追击貌合神离的夫妻，云齐和阿阁一家三口的周末电话聚会显得如此珍贵，像田野里的小花一样平凡美丽。如果不是阿阁的突然离世，如果没有云齐的深情讲述，他们这样温馨的小家庭就泯然于众生，不为人知，自得其乐。

在导致创伤后应激障碍的原因中，丧偶排名

第一，甚至比战争创伤更加靠前。失去妻子，尤其是像云齐这样突然因意外失去爱妻，内心的伤痛是多么深刻，以致让他觉得失去了呼吸的能力。

我们常常以为呼吸是最自然的事情，人离开母体呱呱落地之后，自然就会呼吸。正因为呼吸是自然的，也常常被忽略，只有当呼吸出现问题的时候，人们才意识到它的重要性。一些有惊恐类心理病（惊恐发作、社交恐惧症、幽闭恐惧症等）的患者常常会出现呼吸障碍，他们直接的表现就是突然无法呼吸，甚至出现窒息濒死的感觉。

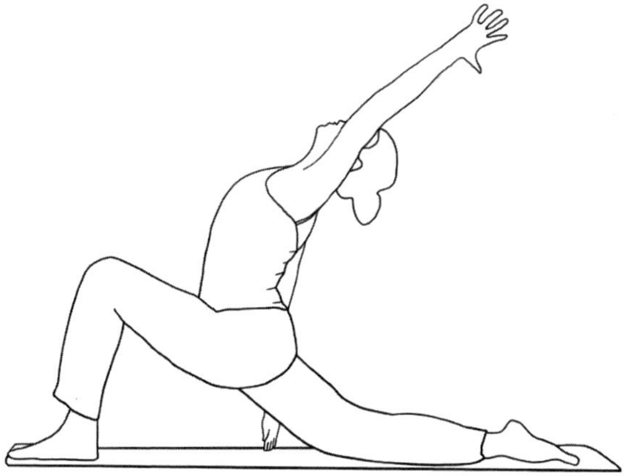

深呼吸，去承受必将到来的一次次丧失。

在人生遭遇突然打击时，我们会无意识地屏住呼吸。

屏住呼吸确实是一种能够屏蔽感觉和情绪的方式，它能阻止情绪的自由流淌，屏蔽它们向大脑发出积极信号。但当事情过去，就要有意识地重新呼吸，用一呼一吸带领内心重返现实。专家认为，每天花一些时间进行缓慢且有意识的呼吸练习，会给情绪焦虑紧张者带来巨大的帮助。

对于很多夫妻来说，几十年恩爱相守，彼此成为对方的空气，如此自然、如此绵长、如此珍贵。而一旦失去，也如同失去了氧气一样，会一时间失去呼吸的能力。不过这是一个过程，丧偶之痛的时间会比失恋、丧失血缘亲人更长一些，但最终也会渐渐平复，逐渐淡化。也许在以后的几十年中，当你想起那个早早离去的人，内心依然不免难过，但已经不再是失去氧气的难受，而是明月夜深切的怀念。

苏轼的词里这样写："十年生死两茫茫，不思量，自难忘。千里孤坟，无处话凄凉。纵使相逢应不识，尘满面，鬓如霜。夜来幽梦忽还乡，小轩窗，正梳妆。相顾无言，惟有泪千行。料得年年肠断处，明月夜，短松冈。”（苏轼《江城子·乙卯正月二十日夜记梦》）十年生死，依然会在明月之夜，思念断肠。这样的痛苦是人之常情，也是人间深情。

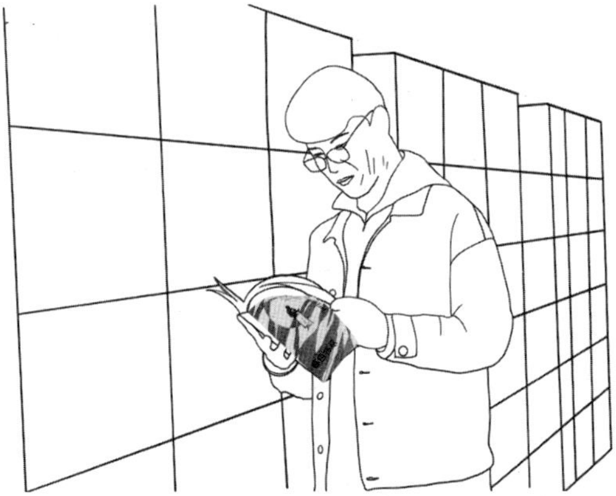

心灵也需要深呼吸，吸取生命的营养。

云齐来找我聊天的那天正是清明节之前，他来诉说了一场，情绪崩溃痛哭了一回，似乎有些不好意思，满怀歉意地走了。我感到很无奈，什么都帮不上他。然而那一年中秋节的时候，我收到了云齐的邮件。他说：“感谢你那天听我诉说，在这个城市里生活了十年，总觉得自己是异乡人，但是那一天出来之后，突然觉得自己对这个城市有了亲近感。你让我多和周围的同事、朋友聊聊天，也到住所附近的图书馆、博物馆去转转，看有什么活动可以参加。我真的按你说的做了，虽然还是很艰难，但是我慢慢地恢复了活力。周末和女儿通话的时候，我开始关心她有没有遇到喜欢的男孩子，有没有和同学出去玩。我和阿阁还有这么好的女儿，阿阁的父母越来越老，他们都很需要我。我觉得自己缓过气来，打起精神来了，相信阿阁在天之灵一定在帮助我，我又可以像个人一样呼吸了。”

返航是一个失去的过程。

当年我大学毕业离开故乡之前，父母曾语重心长地叮嘱我说：“人生就像在河中行船，你从河中拾起的每一样东西都可能会跟随你一辈子，所以你要慎重，别轻易把不想要的垃圾放进自己的船舱。”感谢父母的嘱咐，我们人生的小船曾经满载收获，我们有过丰饶的生命。

人生返航，则是眼看着我们生命之船上那些珍贵的东西一样一样消失：青春美貌、充沛的体力、健康的体魄、工作的能力，还有亲人、朋友、同事。丧失总是痛苦的，但每一次告别都在提醒我们，曾经拥有的有多么宝贵，而失去也是必要的过程。

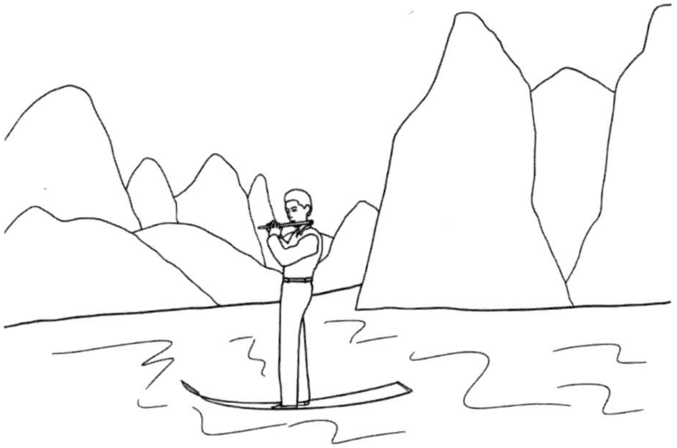

回头看时，轻舟已过万重山。

李白在诗中说：“青山横北郭，白水绕东城。此地一为别，孤蓬万里征。浮云游子意，落日故人情。挥手自兹去，萧萧班马鸣。”（李白《送友人》）

最终，每个人都只剩下一个人，挥一挥手，风萧萧兮壮士归。

保持呼吸，让每一次告别成为感激和祝福，今天的离别是为了与永恒相聚。

优雅提示

享受呼吸的十个小提示

1. 户外深呼吸，感受氧气深深地进入腹腔。
2. 完全地接纳自己，包括怪癖和缺点。
3. 你不可能把每件事做好，不可能取悦每个人。
4. 开车时听喜欢的音乐或有声书。
5. 向帮助过你的朋友或机构表达感激之情。
6. 闻一朵小花、抚摸一只宠物，感受香味和温柔的手感。
7. 心安理得地闲着，不因为闲而内疚。
8. 学习瑜伽、冥想、站桩，有意识地用呼吸疗愈身心。
9. 临睡前，读几段表达感激和祝福的文字。
10. 学习蝴蝶拍，双手轻拍自己的双臂。

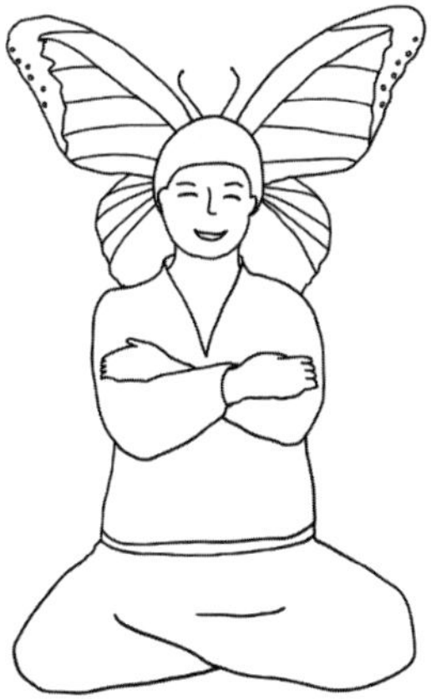

蝴蝶拍：学会自我安慰。

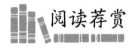

阅读荐赏

《挪威的森林》：抑郁是生与死、爱与欲的追问

《挪威的森林》于1987年出版，是日本作家村上春树最重要的代表作之一，他用偏西式的叙事风格，在作品中将现实主义和魔幻主义手法游刃有余地结合起来。

村上春树的小说里有患各种各样精神病的

人，这些人物又同时拥有难以言说的神秘魅力。《挪威的森林》通篇没有提抑郁症这个词，只说女主人公直子在疗养院治病。小说通过主人公之间的对话、情感互动，将抑郁症患者的病史、症状、发展、治疗及结果表达得非常完整。

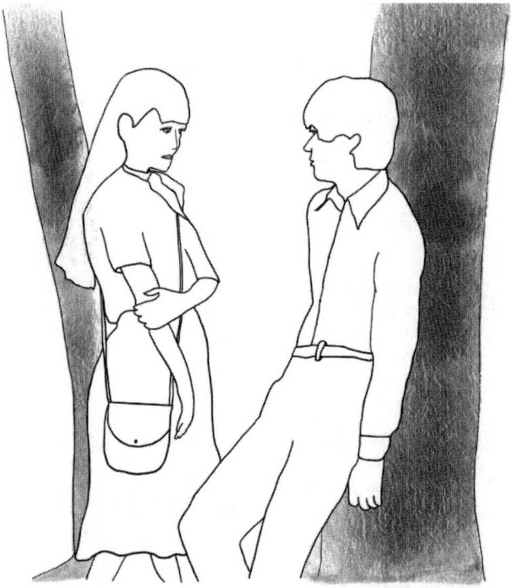

电影《挪威的森林》：你没有伤我的心，伤我心的是我自己。

生病的人生也是人生，通过人物刻画和故事铺陈，作家深刻探索心灵深处的忧伤，追问青春与爱情、生与死、爱与欲复杂纠结的矛盾，试图寻找出爱与美的真谛。

《挪威的森林》的主人公渡边、木月、直子三人是青春时期的好友，后两位是恋人。木月在十七岁的时候自杀，“木月死后到高中毕业前的十个月时间里，我无法确定自己在周围世界中的位置。”渡边在东京上大学期间与直子重逢，开始另一段凄美的恋情。

我们两人漫无目标地在东京街头走来走去。上坡，过河，穿铁道口，只管走个没完。没有明确的目的地，反正走路即可。仿佛举行一种拯救灵魂的宗教仪式般地，我们专心致志地大走特走。下雨就撑伞走。

…………

随着冬日的延伸，我感到她的眼睛比以前更加透明了。那是一种清澈无比的透明。直子时常目不转睛地注视我的眼睛，那并无什么缘由，而又似乎有所寻觅。每当这时，我便产生无可名状的寂寞、凄苦的心绪。

渡边和直子发展出恋情，直子却被家人送去一个山里面的疗养院接受治疗。渡边到疗养院去探望她，直子在远离尘嚣的地方安静地种菜、看书、工作、休息、锻炼，精神状态似乎慢慢好转。

然而在这样的环境中静悄悄进食的时间里，我竟奇异地怀念起人们的嘈杂声来。那笑声、空洞无聊的叫声、哗众取宠的语声，都使我感到亲切。这以前我被那嘈杂声着实折磨得忍无可忍，可是一旦在这奇妙的静寂中吃起鱼来，心里却又总像是缺少踏实感。这食堂的气氛，类似特殊机械工具的展览会场：对某一特定领域怀有强烈兴趣的人集中在特定的场所，交换唯有同行间才懂得的信息。

《挪威的森林》中的疗养院，《海边的卡夫卡》中山顶的永生世界、《1Q84》中的神秘宗教组织、《世界尽头与冷酷仙境》中的冷酷仙境，村上春树的小说中永远有一个魔幻的宁静世界与现实复杂的世界对立，那个世界没有痛苦没有纷争，然而却也失去了活力与热情。

直子在来信中对渡边说："你没有伤我的心，伤我心的是我自己。"原来直子六岁的时候，十七岁的姐姐自缢身亡，直子最先发现姐姐的离世，她在床上躺了三天毫无知觉。青梅竹马的男友木月也在十七岁自杀，没有告别，没有留下遗书。父母曾经谈起，父亲的弟弟、她的叔叔也是在二十岁上下自杀身亡。她说："我是个比你想的要不健全得多的人，我病的时间要长久得多。"

虽然渡边倾心相待，虽然一直接受治疗，直子依然像滑向深渊的鸟儿，头也不回地弃他而去，给渡边的心灵再次带去重创。

直子的病友玲子对渡边说："假如你对直子的死怀有一种类似创痛之感，那么就把这种创痛留给以后的人生，在整个后半生中去体会，如若能学到什么就去学习。""尽管你可能心里难受，也还是要坚强起来，要再成熟一些，成为大人。"

第6个优雅秘笈

好睡眠，让身心平衡深度放松

病起萧萧两鬓华，

卧看残月上窗纱。

豆蔻连梢煎熟水，

莫分茶。

枕上诗书闲处好，

门前风景雨来佳。

终日向人多酝藉，

木犀花。

——李清照《摊破浣溪沙·病起萧萧两鬓华》

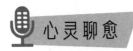

心灵聊愈

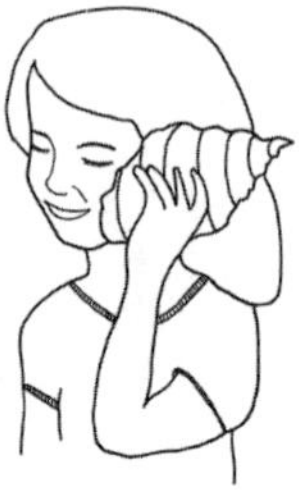

更年期失眠的惊恐发作，如何接纳衰老的自我

芙蓉一辈子贤淑安静，在单位是个好员工，在家里是好妻子好妈妈，没想到五十六岁的她却成了一家人的麻烦：最近一年之中，她搞了三次半夜出走，不得不发动所有的亲戚朋友出去找她。最近的一次出走中，她一个人跑到了深圳湾公园的红树林海边，站在齐膝深的海水里发呆。儿子和丈夫吓得鞋子都顾不上脱就一起朝她奔去，儿子哭着抱住她的腰，大家一起把她拖上岸，带她回家。

等到第二天早上，丈夫远道醒来闻到了熟悉的早餐香味，他来到厨房，看到芙蓉正做早餐，看起来就像什么都没有发生。芙蓉抬起脸看着丈夫，笑着说："快去刷牙洗脸，等你吃早餐了。"

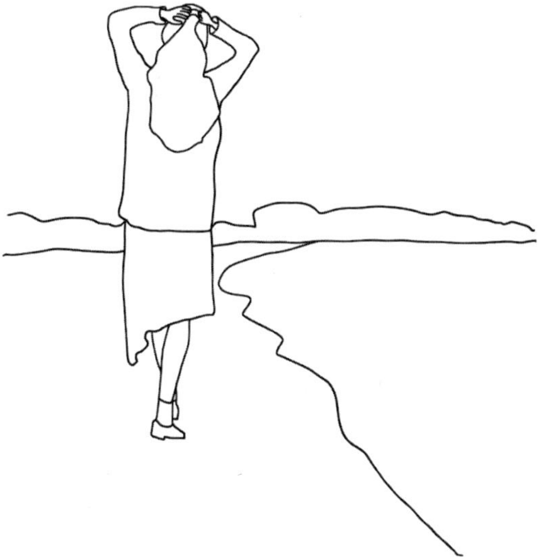

女性的自我成长，也许在青春期完成，也许在更年期完成。

远道带芙蓉来看我，他自己借口去抽根烟避开了，想让我和芙蓉好好谈谈。我还没有开口问出了什么事，芙蓉主动开口说："他不碰我了。"

这是一个挺尴尬的话题，好在我们是多年的朋友，又是同龄人，没有什么禁忌。芙蓉虽然五十六岁了，长相依然姣好，身材丰腴。她年轻的时候就很美，结婚之后又生了一儿一女，公婆和丈夫都把她当宝贝一样宠爱着。她自己个性也特别好，对老人孝顺、对丈夫温柔，孩子们也非常依恋她。芙蓉在政府单位有一份安稳的工作，不是很努力上进但也尽职尽责，人缘好是她最大的优势。

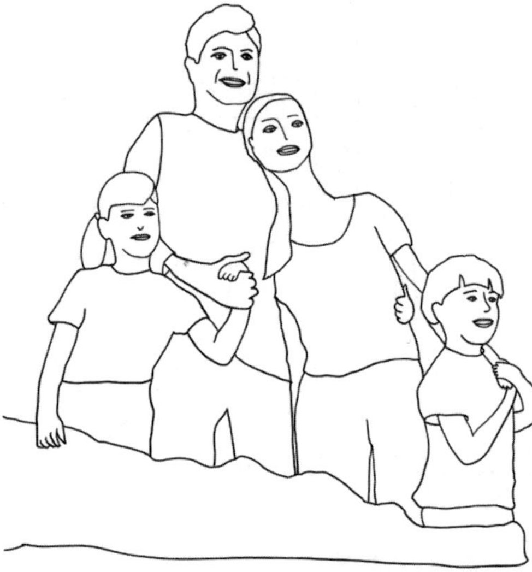

相夫教子的人生，曾使生命丰盈充实。

儿子上大学以后，两年前小女儿又考上了广州的一所艺术高中。为了照顾女儿，芙蓉提前从单位办了退休，到广州租房陪女儿读书。这两年芙蓉过得很辛苦，周一到周五在广州陪女儿，周末回家来看看丈夫，两边都有些放不下。无论是女儿还是丈夫，她总觉得不安心。

这期间芙蓉停经了，伴随更年期到来的首先就是睡眠问题。年轻的时候，又要照顾儿子又要照顾女儿自己还要上班，芙蓉总觉得不够时间睡，晚上倒在床上就睡着了。听到有人说失眠，她总是笑着说："可能是比较闲吧，累到一定程度自然就睡得香。"

可是现在她知道了什么是失眠，最早是从刚搬到广州陪女儿读书的时候开始失眠的。她以为是因为换了环境，过一段时间适应了新居所和新床，就会好起来。可是两年过去了，情况反而更糟了。有时候明明累得全身无力，可是就是睡不着。医生给她开了一些更年期的药和抗抑郁类药物，她吃药后感觉好了一些，但以前那种酣畅无梦的睡眠却再难回来。

女儿上大学后，芙蓉搬回深圳恢复正常生活。可是她觉得丈夫远道对她的态度有些变化。他们本来是亲朋中公认的恩爱夫妻，远道一直对芙蓉呵护备至，有点像父亲对女儿一样宠爱。现在远道对芙蓉没有那么宝贝了，他一早出门去上班，下班回家吃饭、看电视、睡觉，跟芙蓉没有多少话说。有时候她做好了饭巴巴地等他回来，结果收到他一个信息："我晚上有饭局，不回家吃饭。”

当然还有，就是远道不碰她了。以前夫妻恩爱，远道一直对她充满热情。自从芙蓉去广州陪读，两个人被迫分居，夫妻间原有的活动周期紊乱了。好不容易芙蓉回到深圳，她想重新建立起以前的习惯，可是远道没什么热情。芙蓉感到自己年老色衰，丈夫对自己没有兴趣，不禁伤心落泪：“人生真是虚幻啊，二十几年的夫妻恩爱，竟然抵不过两年的分居，远道的心说变就变了。”

芙蓉再次陷入了失眠的虚空之中，一个个夜晚，她在床上辗转反侧，眼巴巴地熬到天明。奇怪的是，第二天早上的阳光依然灿烂，人们上班下班，每个人神情如常，只有她像个透明人，被抛弃在睡眠和醒来的循环之外，无法真实地走进生活。“我不是故意要搞离家出走让所有人担心的，就是凌晨一点、两点、三点，一直看表，心里越来越绝望，感到透不过气来。我打开房间的门，又打开大门，我出了小区，外面没有风，还是憋得慌，我一直走到海边，大口大口地喘气，可是还是觉得心脏憋得要炸开。”芙蓉说。

我赶紧介绍芙蓉到医院接受妇科内分泌专科检查，结果发现她更年期反应较大。雌激素的急速下降对更年期女性造成的负面心理和生理影响，已经是公认破坏女性健康的重要杀手。芙蓉需要到医院接受雌激素检测，然后在专科医生的指导下对症服药治疗，先解决目前的身体问题。远道和儿女们对芙蓉的呵护照顾也非常重要，她马上得到了家人们全力的支持。

脱离婴儿期，建立完整的自我，这个过程也许在青春期完成，也许在更年期完成。

中国女性自古就被要求做到“三从”：在家从父，出嫁从夫，夫死从子。所以一些传统型女性出嫁前是乖乖女，结婚后是贤妻良母，得到父母、丈夫、儿女的称赞和疼爱几乎是人生全部的价值。芙蓉作为乖乖女，顺顺利利地走完了生儿育女、相夫教子、为家庭奉献的前半生，备受呵护的她可能被过度保护，始终未曾得到好的自我成长。

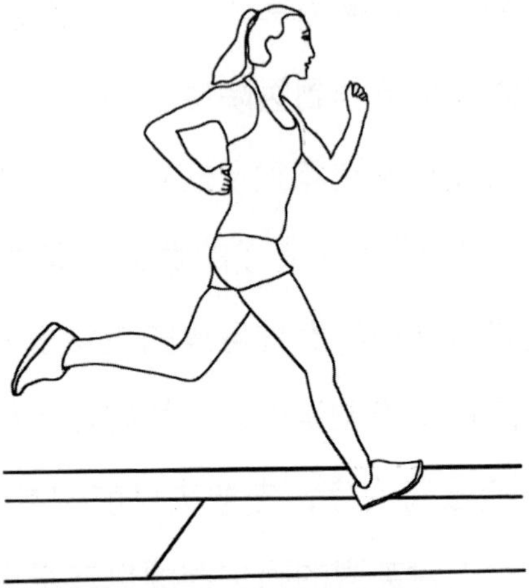

第二段生命旅程也要发力奔跑，努力克服困难，活出光彩和价值。

踏上后半生旅程的芙蓉可能面临着失落感：性的吸引力减弱，养育孩子的人生价值降低，此时的她如何找到自我的存在价值？除了为家庭中的其他人服务，芙蓉能否找到自己的生命乐趣和生活目标？更年期综合征也许会让她停下来思考，并重建自我价值感，获得第二次成长的机会。这个过程中，她需要丈夫和儿女的帮助，但更重要的是自己学习、思考、与人交流，建立自己的朋友圈和兴趣爱好，并最终重建完整的自我。

不为任何人而活，把自己的身心安顿好。

现在越来越多人提到要好好爱自己，甚至认为学会好好爱自己比学会爱别人更加重要。有一位名叫尼古拉斯·海恩斯的研究者认为，健康的善良应该是对待自己、对待他人和对待我们生存的这颗星球这三者同样友好。无论是只知道一味对家人付出而忽略了自己的需要，还是过分以自我为中心而无视周围其他人的需要，都是一种失衡的“善良”。

尼古拉斯建议人们自问三个问题：这对我好吗？这对他人好吗？这对我们的星球好吗？“如果你忽略了‘这对我好吗’的问题，就要看看你对自己有几分珍视。如果你基本上没有想过或注意过‘这对我们的星球好吗’，那么应该审视一下你是否珍视我们生存的世界和环境。”

很多更年期陷入价值感失落的女性常常就是忽略了“这对我好吗”的问题。关心并尊重自我，接受自己本来的样子，才是真正善良的开始。

睡眠也会随着年龄变得更轻更脆，这是自然的变化。

随着年龄的增长，睡眠问题困扰了诸多的年长者。中国人有句俗话说："三十年前睡不醒，三十年后睡不着。"说明随着年龄增长，睡眠时间越来越少是自然现象。不少医院开设了睡眠障碍科，专业应对睡眠障碍。如果遇到了睡眠问题，到医院找医生应该是第一解决方案。

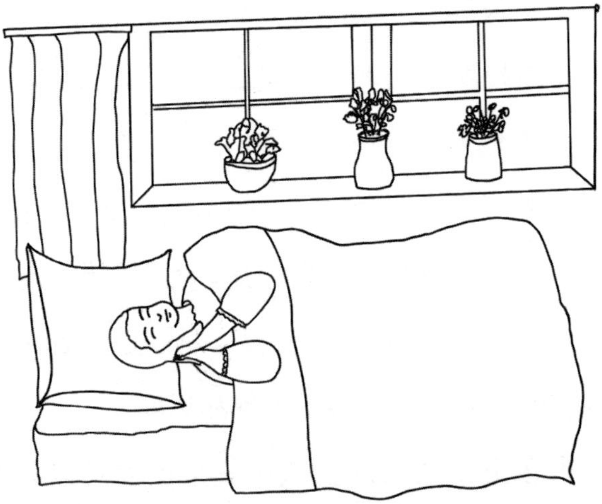

睡眠也会随着年龄变得更轻更脆，这是自然的变化。

一夜酣眠是身体和心灵恢复健康最好的办法，却也强求不来，只能顺其自然。

很多朋友寻找各种方法解决睡眠问题。有位朋友说，他一进宾馆的房间就要把电视机打开，然后伴着电视机的声音洗漱、睡着。还有的人喜欢听着音频节目睡觉，一直有种声音在那里说话会带来安全感。还有些人要求绝对的安静、绝对的黑暗。总之，找到适合自己的作息规律，尽可能让自己睡得沉稳、踏实，对身体健康和心理健康都非常重要。

年纪大了，对于每天七个小时的睡眠不用过于执着，我认识的人之中就有人一天只睡三四个小时，照样健健康康地活蹦乱跳。只要白天起来觉得精神好，不影响正常工作生活，睡多少个小时不是问题。不用上班的人，晚上没有睡好，白天困了就补一觉也是很好的补充。还有，和刷手机相比，看书比较催眠，睡前看几页书，说不定睡意马上就来了。

饿了就吃，困了就睡，自然界的动物都遵循着这个自然的规律，只有人类改成了一日三餐定时定量、一天七小时集中睡眠。日出而作，日落而息，世界的原始开机状态本来如此，可是人类发明了照明设备，夜夜笙歌不夜城。随着年岁渐老，终有一天我们将回到婴儿状态，吃了睡、睡了吃，那时候也就再没有困扰了。

优雅提示

如何拥有一夜好睡眠

1. 偶尔用新衣服、新香水、短期度假款待自己。
2. 给自己买一本精美的好书，睡前读。
3. 定期更换清洗床单、被套、枕套。
4. 白天在公园里适当散步，有益夜晚睡眠。
5. 对能接受的要求说“好”，对感到为难的要求说“不”。
6. 挑一份精选的礼物，送给好朋友。
7. 中午小憩如同甜点，让身体得到额外的补偿。
8. 如果持续两周失眠，去看医生。
9. 睡前身体按摩能获得放松。
10. 困了就睡，醒了就起，回到自然状态。

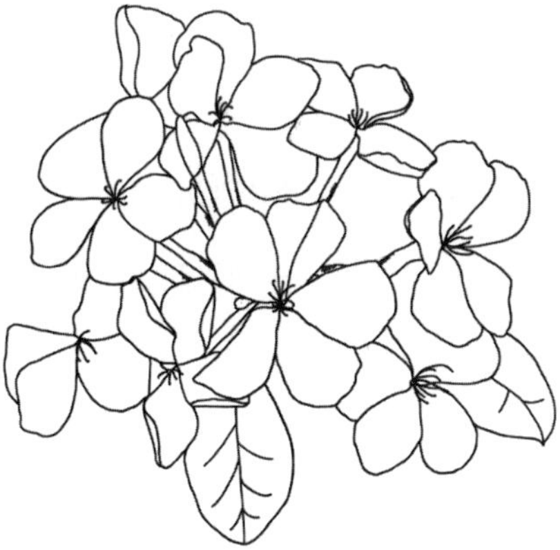

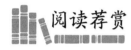

蓝花楹的蓝如雪落梦境。

阅读荐赏

《走出荒野》：自然是如何实现心灵疗愈的

《走出荒野》于2013年出版，记录的是该书作者谢丽尔·斯特雷德1995年二十六岁时独自穿越太平洋屋脊步道的真实故事。谢丽尔的母亲四十五岁患病去世，满怀丧亲之痛的谢丽尔陷入了自毁的沉沦之中，纵欲，吸毒，堕胎。和丈夫离婚之后，她独自背上沉重的行囊踏上了太平洋屋脊步道，风餐露宿、伤痕累累，用九十四天时间独自徒步一千一百多英里（1 英里合 1.6093 公里），穿越草甸、沙漠，翻过雪山，从莫哈维沙漠出发，到俄勒冈州和华盛顿州交界处的“众神之桥”，完成对自然的挑战，找到迷失的自己。

这是一次充满力量、诚意十足的旅程记录，一个人经历过人生变故的打击后，独自徒步重新站立起来的故事。

二十二岁时的谢丽尔认为自己失去了一切。母亲去世后，她的家分崩离析，婚姻也走到了尽头。四年后，已没有什么可失去的她做出了一生中最冲动的决定——去徒步著名的太平洋屋脊步道，从莫哈维沙漠出发，穿过加利福尼亚州、俄勒冈州，最后到华盛顿州——重要的是，独自一人走。她以前从未有过长途徒步的经验，这条路仅仅是“一个模糊、古怪的想法”，但它又充满了希望，可以重新拼凑出一个本来不完美的人生。在途中，她数次险遇响尾蛇，经历了酷暑和严寒，也尝遍了沿途的美丽和寂寞。这本书悬念四起，精彩刺激，又充满了温暖，富含幽默，生动刻画了一位女性突破重重困难，在独自前行中所遇的恐惧和喜悦，这一路的经历让她疯狂，让她变得强大，并最终治愈了她。

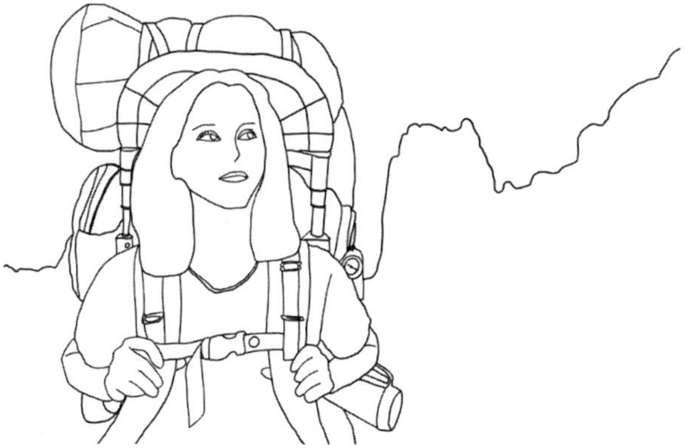

据《走出荒野》改编的电影《涉足荒野》。

自然对于人类的意义是什么呢？人们为什么选择在崇山峻岭中跋涉、在雨雪风霜中穿行？为什么必得将自己抛掷在荒野之中，才发现真正的宁静？为什么在远离城市喧嚣的孤独之中，人更容易回到自我的本真，体会爱的渴望，接纳失去的伤痛，发现前行的力量？让我们跟随谢丽尔的跋涉，尽量用书中的文字来看她的心灵疗愈之旅是如何完成的。

心中有个窟窿的女人

二十六岁的谢丽尔独自上路后，开始回忆她的母亲：

在母亲的口中，我的名字与姐姐和弟弟的名字早已混成了一体。她低声轻唤过这名字，大声呼喊过这名字，尖声怒吼过这名字，也轻柔哼唱过这名字。我们是她的心肝儿，是她的伙伴，是她的终点，也是她的起点。我们三人轮流坐在车里她身边的副驾驶座上，她会把双手打开一掌距离，问我们："我爱你们有没有这么多？""不止这么多。"我们狡黠地笑着答道。"那我爱你们有这么多吗？"她不断问下去，双手分开的距离一次大过一次。但无论她的双手打开多大的距离，还是没有她给我们的爱多。她给我们的爱太多，已经超越了双手能够比画出的长度。这份爱无以度量，任何容器都装不下，她的爱无时不在，无微不至，也不加矫饰，每一天她都毫无保留地把爱献给我们。

这是谢丽尔描写的她的母亲，也是她伤痛的根源。在刚刚出发的小旅馆里面，她有一段描写自己的文字，非常清晰地表达出当时千疮百孔的自我。

上路第二天清晨，我在怀特旅馆的房间醒来。沐浴之后，我全身赤裸地站在镜子前，与镜中那个一脸肃穆地刷着牙的自己四目相对。我试着去体会些许的兴奋感，但涌上心头的却只是抑郁不欢。当我端详自己的时候，当我真真正正地自我审视的时候，某个句子便会在脑中响彻，像神灵的天启一样震耳欲聋。当我在那块锈迹斑驳的镜面中看到自己的身影时，脑中浮现的句子是：心中有个窟窿的女人。这就是我，这就是昨晚我为何会渴望找个伴儿的原因，这就是我为何会一丝不挂地站在旅馆房间中，我为何荒诞不经地想要只身一人在太平洋屋脊步道上徒步旅行三个月的缘由。我把牙刷放下，身体靠近镜子，凝眸端详着自己的眼睛。我感到自己正在自己的身体里分崩离析，仿佛风中一朵凋零的花朵，每牵动一块肌肉，我的一片花瓣就会随之飘落。“救救我，”我在心中呼喊着，“救救我。”

逃避与超越是两条反向通道

谢丽尔就是带着这样分崩离析的自我上路，一路上她回忆了自己在痛苦中沉沦，陷入吸毒的泥潭的经历，并详细叙述了吸毒的感受：

这感觉真是奇怪，是一种不属于这个尘世的、超凡的美妙体验，仿佛我找到了一颗从前并不知晓的星球——海洛因星，在这片仙境之中痛苦这东西并不存在。我的母亲撒手人寰，生父弃家而去，家庭四分五裂，我与我所爱的男人的婚姻也成了泡影。这些磨难虽然不幸，但在这片幻境之中，我多舛的命运却不显得有多么凄惨。

至少这是我在吸得腾云驾雾时的感受。

早晨醒来时，我的苦痛仿佛被扩大了千百倍。萦绕心头的，不仅仅是我那悲惨的身世，还有我的无能和放纵。……我在洗手间里洗完

脸后，双手捂住脸，一边抽泣一边急促地大口喘气。……我心里对自己说：“这不是我，我不是这种人，快结束这种生活吧，事不宜迟。”

谢丽尔在独自跋涉中回忆过去，明白了当痛苦来袭，逃避、沉沦是一条通道，通宵玩游戏、吸毒、酗酒、打牌，各种沉沦有着类似的吸引力，它使人暂时忘却痛苦，陷入虚妄的快乐之中；但是当幻境消失，痛苦反而会被扩大千百倍，你不仅为痛苦而痛苦，而且为自己的无能而自责。相反另一条通道是，选择独自上路，饿其体肤、空乏其身、逆水行舟、奋力拼搏，这是面对伤痛、医治伤痛、重拾自我的另一条生路：当你行进在这条道路上，你感受到的是难熬的痛苦、难忍的寂寞，但最后你会从超越自我中找到力量、自信和幸福。

谢丽尔在徒步中翻山越岭，她的行囊中除了必需的生活用品还有图书，一路上有陪伴她的诗歌、音乐、图书，这些给她的心灵疗愈带去了知识、智慧和心灵的领悟。

我感到自己完整了

虽然也一路迷茫，不知前路在何处，多次想到中途退出，但当行程过半，她开始有了新的领悟：

顺着自己踏出的这条路前行与吸食海洛因是不能相提并论的，踏入这茫茫雪原，虽然也像对着脑袋扣动扳机，但这种冒险带给我的醍醐灌顶的感觉却是前所未有的。我虽然对前进的路没有把握，但却始终坚信这样的选择是正确的，仿佛单单为了前进而做出的努力就已经被赋予了某种意义，仿佛单纯地置身于这圣洁的荒蛮之美中，就意味着我也可以如此圣洁无瑕，无论我曾遗失过什么，无论别人从我这里掠夺过什么，无论我对别人做了什么不光彩的事儿，也无论别人为我抹过什么污点。虽然我对许多事情都抱着将信将疑的态度，但对这一点我却深信不疑：我，是这纯净荒野中的一部分。

在路上，谢丽尔曾经遇到一只美丽的狐狸，

那眼神让她想到她的母亲。当行程过半时，她说到那只狐狸：

我想起了那只狐狸，不知它会不会回到那棵倒下的大树边，不知它会不会想起我。它消失在林中之后，我不禁呼唤起母亲来，那呼唤声戛然而止后的寂静在脑中萦绕，那骚动之后的寂静是如此摄人心魂，仿佛将天地万物都吞噬其中：鸟儿的啼鸣声，树枝发出的嘎吱声，消融的积雪，积雪下的涓涓流水，熠熠夺目的太阳，威仪自若的天空，枪膛里没有子弹的手枪，还有我的母亲。当然还有我的母亲，她已经永远地离我而去。

在这种面对自然，完全地面对自我的行走之中，谢丽尔完成了心理上与母亲的最后告别。

接着，是与父亲的告别：

这就是我父：生了我却没有养育我的人。这件事每次都会让我很惊奇，一遍又一遍。我碰到这么多疯狂的事情，但是他不能以应有的方式爱护我却是最疯狂的一件。但是就在那晚，在上路五十多天后，我望着被黑夜逐渐笼罩的大地，突然意识到我以后不会再因他而困惑了。

这个世界上有这么多令人惊奇的东西。

我的心一下子豁然开朗，有一刻我几乎忘记了怎么呼吸，然后又急遽地呼吸，我高兴地笑了出来，但是下一刻我却在上路后第一次哭了出来。我一直不停地哭，我哭不是因为我高兴，不是因为我难过，不是因为我母亲、父亲或是保罗。我哭是因为我感到自己完整了……

我来了，又走了。加利福尼亚州就像一条长长的纱裙在我身后铺展开来。我再也不觉得自己是个不可救药的大笨蛋了。我觉得自己充满力量，心存敬畏，内心平静：我觉得在这个世界我也是安全的。

如果我已经得到了救赎呢

除了父亲母亲，谢丽尔还完成了与前夫的心理告别：

一个人的感觉很棒，风吹着我的头发，沙

子按摩着我的脚底，我还捡了一些漂亮的石头……我弯腰在沙滩上写下保罗的名字。

之前连续好几年，我写过很多次他的名字。十九岁，我爱上了保罗，此后无论我们在一起还是不在一起，只要我到沙滩就会这么做。但是这次写下他的名字时，我清楚这是最后一次了。我不想再为他受伤了，也不想再去纠结离开他是不是个错误，更不想因为冤枉了他而一遍遍地自责。我心里想道：如果我原谅了自己呢？如果我就是骗子，我的所作所为没有借口，只是因为我想要和需要这么做呢？如果我后悔了，又回到过去，但却还是重蹈覆辙呢？如果我实际上就是个随随便便、欲求不满的贱人呢？如果所有这些别人对我的指责，其背后的原因也是让我来到这里的原因呢？如果我永远无法得到救赎呢？如果我已经得到了救赎呢？

我们跟随谢丽尔的荒野跋涉，走到了太平洋屋脊步道的最后一程，对比刚刚出发的时候，能看到谢丽尔内心已经发生了巨大的变化：

在那些宜人的早晨和可爱的下午，不知不觉间，我就能轻松走完十英里。我喜欢沉浸在脚步有节奏的踢踏声和滑雪杖击打地面的咔嗒声里，也喜欢沉浸在脑海之中的歌曲、语句，甚至是一片静谧之中。我喜欢群山乱石，喜欢偶尔钻进树丛的野鹿和野兔，喜欢在路上慢慢爬的甲壳虫和蹦跳的青蛙。但是每一天都会有那么一个时刻，让人难以忍受，一切变得单调而艰难，意识仿佛进入混沌状态，满脑子只剩下“前进”一词，脚步一直不停，直到再也迈不动一步。这个时候我才停下来，开始搭帐篷，整个过程一气呵成，只是为了尽快搭好，然后瘫在帐篷里，享受这幸福的一刻。

并非得到疗愈后就一切 OK，并非一旦想通就从此都是坦途，难忍的时刻也许每天都会袭来，但是你已经有了应对的方法，知道不会再被它击垮，你可以掌握，甚至可以享受这些起起伏伏，明白了这些都是生命、自然的一部分。

那一天，二十六岁的谢丽尔完成了太平洋屋脊步道的徒步旅行，结束九十四天的旅行之后她回到了正常生活轨道，完成学业、结婚生子，过上了幸福的生活，并于十七年后出版了这本《走出荒野》。

作者谢丽尔·斯特雷德著有三本畅销书：《走出荒野》、专栏文章集《最美的小事》、小说《火炬》。《走出荒野》一书被奥普拉·温弗瑞选为“奥普拉读书会 2.0”的第一本书，已被拍成电影。谢丽尔的第一本小说《火炬》入选美国五大湖区最佳图书奖，并被媒体选为太平洋西北地区作者年度十佳图书。目前她与丈夫及两个孩子居住于美国俄勒冈州波特兰。

第7个优雅秘笈

追梦想，制订自己的愿望清单

揉破黄金万点轻，
剪成碧玉叶层层。
风度精神如彦辅，
大鲜明。
梅蕊重重何俗甚，
丁香千结苦粗生。
熏透愁人千里梦，
却无情。

——李清照《摊破浣溪沙·揉破黄金万点轻》

心灵聊愈

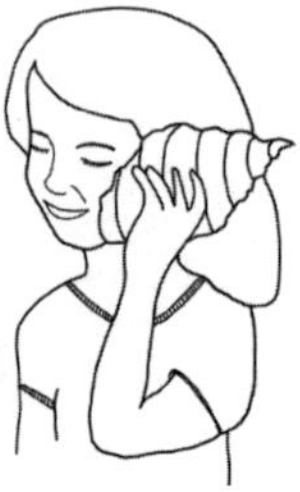

岁月已老心魔难禁，给心灵一个目标

今天要说的两个故事就像球体的两面，现实生活中同样的故事一再发生。

一个是孟冬和明月的故事，一个是白露和高举的故事。

孟冬和明月是一对寻常夫妻，两个人都是广东人，平淡亲近地过了一辈子，养育了两个女儿。孩子们成家立业之后，他们俩也先后退休，过起了空巢生活。明月退休得早，每天买菜做饭伺候丈夫，较早地适应了退休生活。孟冬是个会计师，忙忙碌碌地干到六十岁才光荣退休。有房有车有退休金，老婆做饭，老公看书看电视，两人偶尔出去吃吃早茶打打牌，过得无忧无虑。

问题就出在吃早茶上，有一次吃早茶遇到了小区里几个朋友，大家拼桌坐在了一起。早茶桌上就有东壁，三十多岁，离婚后带着个孩子，刚刚从老家到深圳不久。明月和东壁早就认识，就坐到了她身边，孟冬和东壁因此聊着聊着加了微信。

孟冬自从退休不用赶着上班，早上就起得比较晚。可是明月发现，孟冬又早起了，说是睡不着出去散散步。这也很正常，可是冬天那么冷，孟冬也早早地穿上外套出门，显得形迹可疑。有一天早上，明月悄悄地跟在孟冬后面，只见电梯直接下了车库，原来孟冬是去开车。明月悄悄从小区出口出去，看见孟冬的车出了小区，在前面一个小路口的路边停下，东壁从路边走过去上了孟冬的车。

孟冬说他跟东壁之间真的啥事都没有，只是看她早上赶公共汽车上班不容易，所以开车送她上班。可是送东壁上班，为什么不能跟明月说清楚却撒谎说去散步呢？东壁为什么不在小区里面上车，要跑到小区外面偷偷摸摸地搭车呢？明月找东壁谈话，她回答："绝对不会做破坏姐姐家庭的事。"孟冬跟老婆和女儿承诺以后不再跟东壁联系。明月难过了一阵子，也只好算了。谁知道过了一段时间，明月发现孟冬还是在偷偷和东壁通微信。这下子一家人都闹翻了，东壁被迫搬离了小区，老朋友老亲戚们轮番来家里讲道理，两边劝解，好好的日子被折腾得乱七八糟。

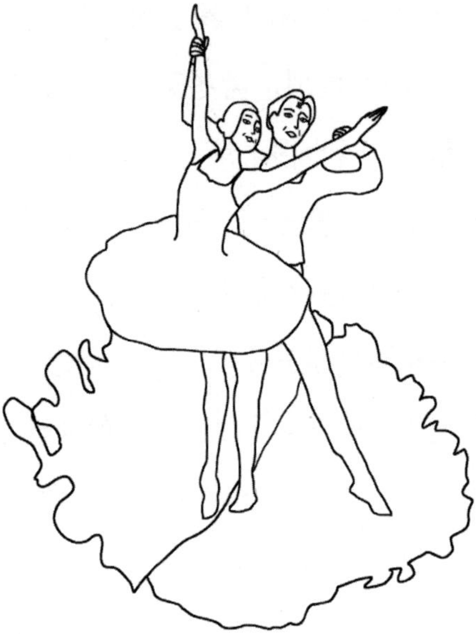

“外焦里嫩”的爱情，需要更多的智慧和金钱来平衡。

再说说白露和高举的故事。

他们也是一对五六十岁的夫妻，两个人从江西到深圳打拼，同甘共苦了许多年，儿子大学毕业到北京工作后，他们俩先后退休。丈夫高举很开心能够不再上班，养花看鸟，颐养天年。妻子白露性格比较活跃，天天跳广场舞，参加各种活动，忙得不亦乐乎。

有一天，一个不到四十岁的小伙子何益来找高举，说他是白露的男朋友，他们俩真心相爱，请高举不要再用没有爱情的婚姻套住白露，给她自由，成全他们的爱情。高举气得浑身发抖，当时就挥拳想打何益。可是何益年轻气盛，手劲比他大，个头也比他高，反而一把将他推到了地上。白露本来还敷衍地过着日子，看到事情败露也不再隐瞒，直接就搬出去了，要求跟高举离婚。

高举了解到何益是个理发师，白露去发廊理发的时候认识了他，他们已经好了几年了。高举没想到活到六十多岁竟然遭受这样的羞辱，一夜之间就老了，生了一场大病。高举住院期间，儿子回家来处理父母的矛盾，痛哭流涕地表达了失望之情，亲戚们也都出来调停。白露看到高举病重，一日夫妻百日恩，动了恻隐之心，在众人的压力下搬回了家。

有一个词叫“外焦里嫩”，原来是形容食物外表焦脆，里面细嫩，类比到人身上，就像身体日渐衰老，但一颗心依然像年轻的时候一样躁动不安。究竟到什么年龄，这一颗心才会彻底安宁下来，不再渴望、不再期待、不再亢奋？还是说直到入土为安，那寂寞的心魔才能得到真正的安宁？

中国文化氛围中，黄昏恋是极尴尬的存在。必须承认，爱情是有季节的。十八九岁少男少女的爱情，无论怎样痴迷、疯狂、热烈，都显得自然纯真迷人。可是当人老珠黄、腰弯背驼、需要拄杖前行的时候再成为绯闻的主人公，让人说起牵手、拥抱、亲吻这些词，就有股难以遮盖的酸腐气息。这么说不是歧视老年人，春华秋实，自然界有四季时令，人生又何尝不是如此。不是说老年人不能有爱情，如果实在真情难耐，也要以这个年龄应有的智慧和财力把事情处理得体面周到，在投奔新生活的过程中把一直相伴的人安顿好，不要因一时心魔难禁而让亲人蒙羞、儿女怨恨、身心难安。

要寻找过多少次，才能找到心灵的安静。

有一部电影名字叫《遗愿清单》，讲两个身患绝症的男人相约制订他们的遗愿清单，然后一起踏上了最后的追梦之旅，去挨个实现他们的梦想。他们不确定会不会在中途死去，但如果不去做，这些遗憾会被带进坟墓里。

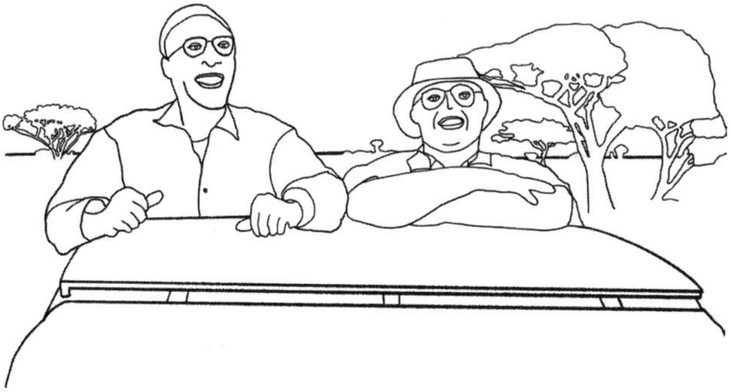

电影《遗愿清单》里，两位老友携手踏上圆梦之旅。

对于来我这里倾诉的退休夫妻，我经常会问：你们曾有什么人生梦想？把那些梦想写出来吧，趁还有时间、趁大脑还能思考、趁眼睛能看耳朵能听脚能走路手能握笔，去一个个地实现它们。后面的日子，也许是三天也许是三十年，所以好好地计划一下，把初老以后的岁月当成追梦的旅程，现在就出发吧，只争朝夕。

人一辈子都在和寂寞、孤独、渴望等情感相伴，只要还在呼吸，内心的悸动就不会停止。但是如果心中有梦想、前方有道路、手中有温暖，如果正在一步步朝着幸福的阶梯迈进，心也许就不会因为茫然而被一丝弱风吹散，不会因心中只有迷茫而一头扎进萤火之光，因一时的软弱而将一生的所有抛在了虚空里。

偶尔和朋友们说起“梦想”这个词，大家一听就“呵呵”。年过半百还奢谈梦想，太痴人说梦了。情况恰恰相反，年轻的时候埋头读书，工作了之后忙于挣钱养家，只有到了退休之后，奉养了父母、完成了养儿育女的任务，岁月才真正属于自己。风正好、人未老，此时不扬帆，更待何时?

有梦想就一定能抵御心魔的侵扰吗?也不是，这世上本就没有万全之法，只是别把所有的幸福感都寄托在人际关系和情感交流上，学会仰望星空，天地才更宽阔。

优雅提示

如何制订愿望清单

1. 拿一张纸放在桌上，开始写。
2. 哪怕是最小的愿望，想到的就写下来。

3. 整理出十个愿望，把它贴在书桌前的墙上。

4. 试着一个个地去实现它们。

5. 当然，愿望不能违法乱纪、不能损害他人。

6. 写一些能和家人一起实现的愿望。

7. 愿望越具体越好。

8. 不具体，能用文字描述也一样好。

9. 每年更新一下愿望清单。

10. 不要怕梦想太高远，万一实现了呢？

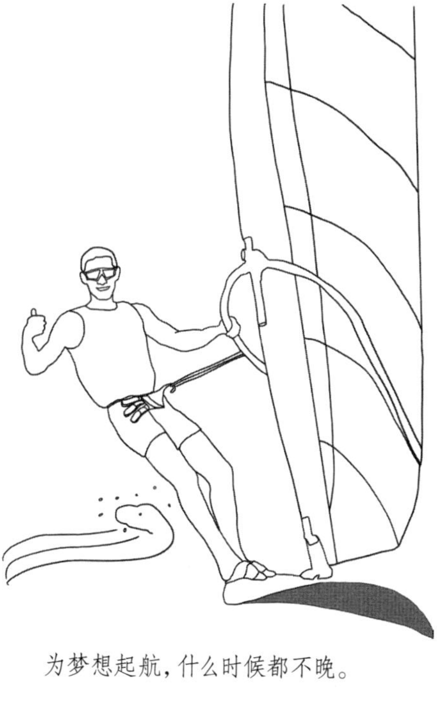

为梦想起航，什么时候都不晚。

阅读荐赏

“那不勒斯四部曲”：梦想引领人生飞离尘嚣

埃莱娜·费兰特是意大利当今最神秘的作家，埃莱娜·费兰特是笔名。2011年至2014年，埃莱娜·费兰特以每年一本的频率出版《我的天才女友》《新名字的故事》《离开的，留下的》和《失踪的孩子》这四部情节相关的小说，被称为“那不勒斯四部曲”，小说描述了在那不勒斯穷困社区出生的两个女孩持续半个世纪的友谊。

“那不勒斯四部曲”时间跨度很大，从二战后的破败贫穷到二十世纪五六十年代的经济快速发展，从人们骑上摩托车到开上汽车，从六十年代意大利的学生运动、新法西斯主义到意大利工人运动等，全景展现出意大利整个社会的缩影。

“那不勒斯四部曲”是女性成长小说。什

么是女性成长小说？比如英国作家夏洛蒂·勃朗特的《简·爱》、美国作家玛格丽特·米切尔的《飘》、澳大利亚作家考琳·麦卡洛的《荆棘鸟》，它们都是描写女性童年、青年、中年、壮年的成长和生活历程的，从女性成长中展现个人生活和时代变迁。

个人对于文学作品有一种狭隘的区分，女性文学写到青年时期就结束的多属通俗文学，比如《简·爱》《音乐之声》；《飘》接触到了青年到中年的部分话题；写到中老年的作品才算严肃文学，如《荆棘鸟》《百年孤独》《霍乱时期的爱情》等，因为这些作品不仅仅写爱情婚姻，还关注社会、人生和生死。

第一部：《我的天才女友》
童年的梦想引领飞扬的青春

主人公是两个小女孩：莉拉和埃莱娜成长于那不勒斯一个破败的社区。莉拉聪明、漂亮，天分极高，敢于挑战权威，桀骜不驯。埃莱娜

（也就是“我”）羡慕莉拉的天赋和决断力，装作乖巧温顺，对莉拉暗暗模仿，二人彼此较劲，形影不离。

我一点也不怀念我们的童年，因为我们的童年充满了暴力。在我们身上，在家里，在外面，每天都会发生各种事情。但我记得，我那时从来没觉得我们遭遇的生活很糟糕，生活就是这样，这很正常。我们在成长的过程中习得的一个责任就是，在别人使我们的生活变得艰难之前，我们不得不使他们的生活更加艰难。

有一段文字写埃莱娜和莉拉买了一本《小妇人》来读。文中这样写：

我们一买来那本书，就一起在院子里看了起来，有时候是朗读，有时候只是默读。我们一起读了好几个月，看了那么多遍，后来那本书变得很脏，书脊脱落，书页散开，装订线也开了，但那是属于我们的书，我们非常喜欢它。那本书由我来保管，我把书藏在课本中间，因为莉拉觉得没办法把那本书放在自己家里，那段时间，她父亲一看见她读书就会发火。

因为《小妇人》，十二岁的莉拉写了一篇十几页的小说《蓝色仙女》，显现出过人的才华，这本书后来对埃莱娜的写作产生重要的影响。

这发生在她们小学毕业准备升中学的时候，莉拉虽然天分极高，但她的父母认为女孩子读书没有用，最终她没能升入中学，到修鞋店里帮忙去了。而埃莱娜则在老师的帮助下升入中学。

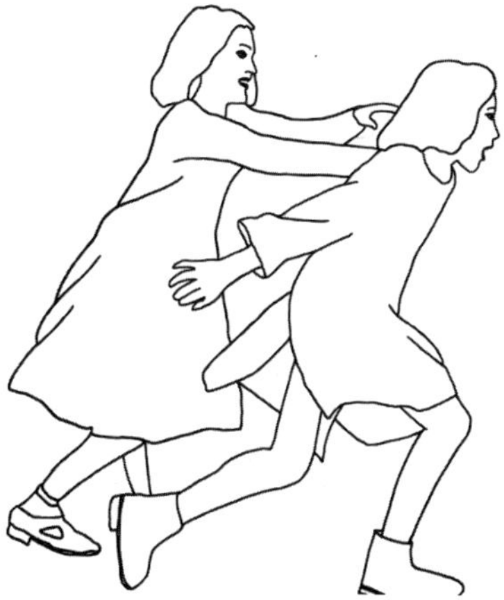

电视剧《我的天才女友》：童年嬉戏时种下了梦想的种子。

埃莱娜在中学的学习遇到了很大的困难，莉拉通过在社区图书馆借书自学，还有能力帮埃莱娜补习。埃莱娜重新在学校里获得第一的成绩，莉拉则在她父亲的修鞋店里做出了最好的一双鞋子。

青春期的埃莱娜暗恋英俊潇洒的尼诺，却在一次度假时被尼诺的父亲性侵。那个阶段莉拉第一次体会到“界限消失”，这个概念类似于心理学上的短暂的自我解体，就是在某个时刻突然无法确认自我和世界的边界，这应该是早期升学等挫折在莉拉心中留下心理阴影的外在表现。

随着十六岁的到来，埃莱娜凭借着学习成绩一步步成功脱离自己的街区；而莉拉则拼死抵抗着看上了她的霸道有钱青年，嫁给年轻有为的肉食店老板，她用一场最盛大的婚礼成为社区里最让人羡慕的女人。

在这两个女孩的成长、友谊、明争暗斗之外，同样处于社会底层的男孩子们以各自的方式挣扎成长，有的成为暴力反抗者，有的精神崩溃，有的靠自学成为有能力的工程师，也有人和富人合作了。

有一次，这几个男孩女孩一起走出自己的

街区步行到了富人们住的街区，看到路过的那些姑娘和太太，埃莱娜这样说：

她们和我们完全不同，好像呼吸的是不同的空气，吃的是不一样的食物，她们的穿着宛若天人，走路的样子那么轻盈。我真的目瞪口呆，有时候会停下来想看清楚她们的裙子、鞋子还有眼镜。但她们经过时都不看我一眼。她们看不到我们五个人中的任何一个，就好像我们都是空气，或者说我们没有任何引人注目的地方。有时候，她们的目光落在了我们身上，但也会很快移开，就好像她们看到了让人反感的东西，她们只是看着自己的同类。我们所有人都意识到了这一点，但没有人说出来。我们明白，修鞋的里诺和泥瓦匠帕斯卡莱年龄大一点，他们会在这条街上再次证实他们已经知道的事情，这让他们心情变坏，人也变得恶狠狠的，他们觉得自己很不合时宜。但我们几个小姑娘只有在那时才发现这一点，那是一种懵懵懂懂的感觉，我们觉得很不自在，但也充满好奇，我们觉得自己很丑，但都想象着如果能像她们一样打扮自己，穿那样的衣服，像她们那样化妆，我们会变成什么样子。

这一段描述十分深刻，社会阶层很多时候是在不知不觉中存在。一个生长在贫穷社区的孩子也许从小认为贫困、暴力、不公就是正常生活的一部分，但当他们长到十二三岁走进了富人的社区，才发现生活的落差。而这种发现是很多社会裂缝的根源。

第二部:《新名字的故事》
青年时期的携手追梦和夺爱之仇

新名字是指莉拉因为结婚而成为卡拉奇太太，在拥有了这个新名字之后，她们一起步入了青年时期。

莉拉在结婚当天遭遇了惨烈的家庭暴力，她服从了命运，介入丈夫的家族生意，成了她们小时候都想成为的那种有钱有店铺的女人。埃莱娜升入高中之后失去了老师的资助，一度想放弃学业找个男人嫁了，像其他女伴一样度过平庸的一生。这时富有的卡拉奇太太资助了埃莱娜的教材费，还让后者在她家安静的房间里学习。对莉拉来说，埃莱娜有可能实现她们儿时的梦想，虽然已经各走各路，她们还是用尽各种方式在一起。

有一次，高中老师邀请埃莱娜去参加一个文化人的聚会，莉拉一起去了。

在那个圈子里，莉拉发现自己的美貌和个性都失去了魅力，因而感到愤怒而不自在，莉拉说：

在那所房子里，他们读书学习，曾祖父、祖父还有父亲，祖祖辈辈，至少有一百年时间他们都从事律师、医生和教授的职业。因此他们都是那样说话的，因此他们都是那样穿衣服、那样吃东西、那样走路的。他们的生活是那样的，因为他们生来如此。但他们的脑袋里没有任何一种思想是他们自己的，是他们自己动脑子想出来的。他们知道一切知识，但实际上他们什么都不知道。

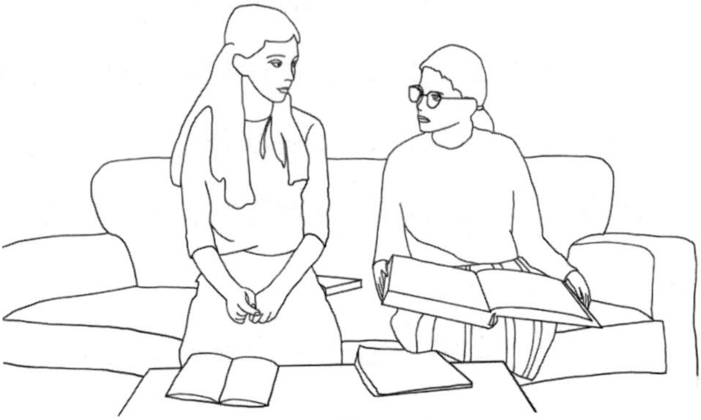

电视剧《我的天才女友》：一起苦读奋斗的青春。

她们一起去海边度假的时候遇到了埃莱娜的初恋、英俊多情的尼诺，莉拉和尼诺陷入热恋，她的婚姻破裂，两个女人之间的友谊也遭到巨大伤害。

埃莱娜奋力读书，摆脱了破败、暴力、充满仇恨的街区，她成了街区的第一个大学生，并和一个高级知识分子家庭的男孩订婚，还出版了第一本小说。

在第二部的开头，有一段描述表达了两个闺蜜之间既紧张又深刻的联系，这种关系有的读者看了能心领神会。

1966年春天，莉拉交给我一个金属盒子，里面有八本笔记本。她当时非常紧张，说她不能再把盒子留在家里了，她害怕丈夫有一天会偷看她写的东西……她要求我发誓：在任何时候都绝不打开盒子。我发了誓，但一上火车我就解开了绳子，把笔记本拿出来看。笔记里详细描述了发生在她生活中的事情，从小学的最后几年开始，一直到她把盒子交给我为止，但那并不是日记。我觉得这些笔记特别像是一个热衷于写作的人自我训练留下的痕迹。笔记里有大量丰富、细致的描写。

…………

在11月的一个晚上，我无法控制自己，我拿起盒子出了门。那时候我已经离开了那不勒斯，成了一个受人尊敬的大学生，我再也受不了莉拉对我的影响了。我在索尔费里诺桥上停了下来，凝视着从寒冷的薄雾里渗透出的光芒。我将盒子放在栏杆上，用手慢慢地把铁盒向前推，直到盒子落入河里。我感觉那就像是莉拉本人带着她的思想、语言，还有那种与任何人都会针锋相对的恶毒态度一起落入河里；她影响我的方式，她拥有的每个人、每样东西和知识都落入了河里。

第三部：《离开的，留下的》
中年的疲惫和互相依存

《离开的，留下的》是“那不勒斯四部曲”的第三部，写埃莱娜和莉拉躁动不安、彼此依赖的中年时光。

“离开的”埃莱娜在未婚夫彼得罗一家人的帮助下出版了第一本小说，享受着成功的喜悦；“留下的”莉拉在婚姻破裂后身陷困境，在工厂里被资本家压榨。埃莱娜动用丈夫一家人的关系，通过媒体声援在工厂里穷困潦倒的工人；莉拉和恩佐成了那不勒斯最早学习计算机技术的人，他们顽强、坚韧地学习，开始积累他们的财富。

埃莱娜对平静的、中产阶级式的婚姻感到疲惫不堪，同时还面临创作危机。

这世界上的事情一环套一环，在外面有更大的一环：从城区到整个城市，从城市到整个意大利，从意大利到整个欧洲，从欧洲到整个星球。现在我是这么看的：并不是我们的城区病了，并非只有那不勒斯是这样，而是整个地球、整个宇宙，或者说所有宇宙都一样，一个人的能力，在于能否隐藏和掩盖事情的真相。

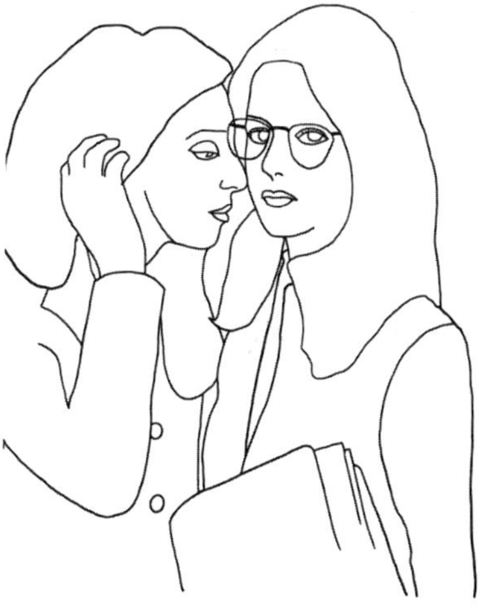

电视剧《我的天才女友》：中年的相爱相杀。

在整整四本书中，尼诺是最重要的情感主线。少女埃莱娜暗恋尼诺，尼诺的父亲性侵了埃莱娜；青年莉拉因为和尼诺相爱出轨导致婚姻破裂，生活陷入困境。中年的埃莱娜成功地离开出生的社区，成为一个高级知识分子的妻子和两个孩子的母亲，不仅能体面地一家人出去度假而且还有自己的书出版。这时，尼诺却再次闯进了埃莱娜的生活，如一阵龙卷风将她卷入了新的旋涡，她毫不犹豫一头扎了进去。这使她将自己的命运再次抛掷在危险之中，也让她得以脱离对丈夫及其家族的依赖，并最终成为她自己。

第四部:《失踪的孩子》
老年的回归和心灵的碎片

《失踪的孩子》是“那不勒斯四部曲”的第四部，记述莉拉和埃莱娜的壮年和晚年。

埃莱娜经历了中年婚姻危机、和尼诺重逢后陷入情网，最后带着两个女儿离开了丈夫，也被很有影响力的婆家抛弃，与极不负责任的浪荡公子尼诺生活在一起。

书中有一大段文字描写埃莱娜和尼诺作为

文化人的同居生活：

在塔索街上，尼诺会把一些有文化的朋友带过来，他们对我都很尊敬，他们尤其喜欢我的第二本书，有的想让我看看他们正在写的东西。我们经常讨论到深夜，一副头头是道的样子。我们会问，现在无产阶级还存在吗？我们会用比较友好的语气提到左派的社会主义党，会带着怨气和敌意提到意大利共产党。关于这个越来越破旧的国家如何统治，我们讨论得不可开交。

…………

但是，我的生活不仅仅是在塔索街上，我不想被困在那不勒斯，我经常出门，和两个孩子去佛罗伦萨。彼得罗已经和他父亲在政治上决裂很长时间了，他和尼诺完全不同，尼诺现在已经开始靠近社会主义党，而彼得罗公开宣布自己是共产党。我在他那里待上几个小时，静静听他说话。他会赞扬他的党派诚实有效。他跟我提到了大学的问题，他的书在英语国家学术界受到了广泛好评。我把两个孩子留给他和多莉娅娜，又开始旅行，我去米兰，去我的出版社。……我很费力地讨好在出版社遇到的每个人，尽量说一些有水平的话，我积极回应公关部门的任何要求。我对主编说，我的新书已经写得差不多了，但其实我还没开始写。我接着旅行，我去佛罗伦萨接两个孩子，南下到那不勒斯，重新陷入混乱的交通。在那里，本应属于我的东西也需要漫长等待，还有让人精疲力竭、充满争执的排队，我要努力让别人正确对待我，我带着母亲出去，辗转于医生、医院、化验室之间。结果是，在塔索街或者在意大利的其他地方，我感觉自己是一个戴着光环的女士，但到那不勒斯，尤其是在我们的城区，我会失去我的优雅，没人读过我写的第二本书，假如骚扰我的人让我生气，我会马上用方言骂出非常肮脏的话。

我觉得，社会上层和下层的唯一联系是流血，在威尼托、伦巴第、艾米利亚、拉齐奥和坎帕尼亚大区，屠杀事件越来越多了。我早上会扫一眼报纸，有时候，我觉得我们的城区要比意大利任何地方都安宁。当然事情并非如此，城区还是充斥着我们习以为常的暴力事件：男人之间会斗殴，女人间也会打架，有人会因为一些莫名其妙的原因被杀死，有时候，暴力甚至会出现在那些相爱的人之间，关系变得紧张，语气也会充满威胁。

埃莱娜的婚外情以极其惨痛的失败告终，她怀着第三个女儿回到那不勒斯，与同样怀孕的莉拉相遇，想重建与故友、亲人、故乡之间的联系。这个时候的莉拉和恩佐的计算机公司运作良好，她挣到了钱，在社区里起着重要的作用。

埃莱娜对莉拉说："我尝试把一切重新组合起来。你能完整地生活在这里，但我不行，我感觉自己的生活支离破碎。"

她看起来很不赞同："别想着这些尝试，否则你会失望，又会离开。我也是支离破碎的，我父亲的修鞋铺子离我办公室只有几米远，但我感觉我们就像一个在北极，一个在南极。"

我故作轻松地说："不要让我泄气，我的职

业就是通过语言把一件事情和另一件事情黏合起来，最后一切应该前后连贯，虽然事实上它们并不连贯。”

“假如不存在连贯性，为什么要假装呢？”

“就是把事情厘清。……我想把我所知道的那不勒斯和我在比萨、佛罗伦萨和米兰学到的东西结合起来。”

两个四十岁的女人在经历了种种挫折之后，一起回到了童年的社区，她们在同一时间成为孕妇，一起经历了大地震，生下孩子。莉拉狠毒、老谋深算，埃莱娜单纯、虚荣，但她们彼此相爱，彼此怨恨，也彼此支持。

无论是自愿还是被莉拉利用，埃莱娜和莉拉一起以报道、写作和埃莱娜的知名度为武器，向笼罩在这个社区头上的黑恶势力发出了挑战。这些势力从童年的时候就控制着整个社区，在自由经济发展中愈演愈烈，使社区因为毒品而愈加贫穷和残败。她们的争斗取得了巨大的成功，但最后因为触动黑暗势力，莉拉付出了沉重的代价：她的女儿蒂娜莫名其妙地失踪了。

这就是书名《失踪的孩子》的由来。

那不勒斯四部曲的最后一部分副题是“老年：坏血统的故事”。

我是在1995年彻底离开那不勒斯的，那时候人们都说，这座城市正在崛起，但我对于它的崛起已经不抱什么希望了……那些展翅欲飞的建筑拔地而起……被用一种缓慢、晃晃悠悠的方式修建起来，它们在很短的时间里会失去所有光彩，成为那些绝望的人的巢穴。我们所说的是什么复兴呢？那只是现代化的胭脂，胡乱涂抹在这个城市腐朽的脸上，只能让人觉得滑稽。

埃莱娜离开那不勒斯定居都灵，她说：

对我来说住在都灵，让反思那不勒斯的一切变得更加容易，我能更清醒地描述它。我热爱我的城市，但我再也不会捍卫它。我确信，我对那不勒斯的不安和沮丧迟早会消失，但对它的爱就像一个镜子，可以让我看到整个西方。那不勒斯是一个欧洲大都市，它的姿态很明确：相信技术、科学和经济发展，相信自然是善意的，历史会向好的方向发展，相信民主会得到普及，但一切都缺乏根基……从一开始我们就几乎本能地知道：梦想着毫无限度的发展，其实是一个充满暴力和死亡的噩梦。

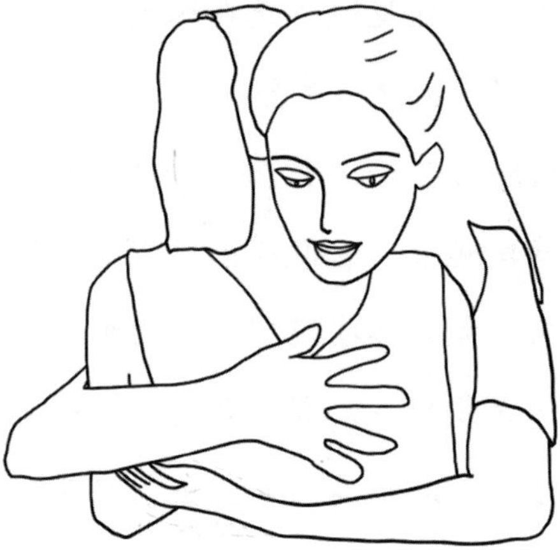

电视剧《我的天才女友》：与时间和解，拥抱所有的伤痛和喜悦。

埃莱娜和莉拉作为母亲各自经历着儿女成长的种种磨难，最终孤独病残进入晚年。埃莱娜的三个女儿一个个长大，出国读书、成家、生孩子。在她们眼里意大利是星球上很漂亮的一个地方，同时微不足道、没有前途。而这个世界越来越属于她们，这让埃莱娜既欣慰又失落。

让我觉得烦恼的是，我写的任何东西都没能经受住时间的考验。那些顺利出版的书取得了小小的成功，让我几十年都生活在幻觉里，让我觉得自己在做一件非常有意义的工作。但忽然间这个幻觉淡去了，我没办法再相信那些作品的重要性。从另一个方面来说，莉拉的一切也已经过去了：她在父母留下的房子里过着黯淡的生活。

青春、爱情、梦想、爱，人生如此宝贵，人生如此无奈。“那不勒斯四部曲”以女性视角写出了意大利人的生活故事，美貌会消退，天才会磨灭，知识会浑浊，理想会泯灭，唯有爱与痛留下永远的印迹。

第8个优雅秘笈

找兴趣，在高雅爱好中安放心灵

风住尘香花已尽，
日晚倦梳头。
物是人非事事休，
欲语泪先流。
闻说双溪春尚好，
也拟泛轻舟。
只恐双溪舴艋舟，
载不动许多愁。

——李清照《武陵春·春晚》

心灵聊愈

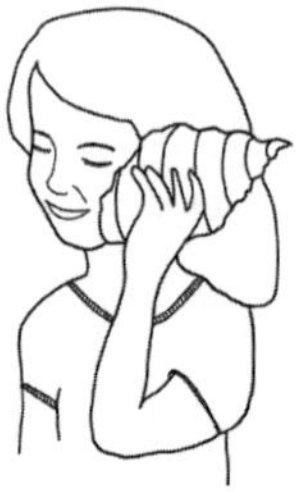

老父在收集偏执中渐行渐远，爱好是自我最后的流连

冉冉是位职场女性，事业有成，为了孝顺父母，将他们接到了自己工作的城市生活，可是在她和父亲的相处中出现了非常严重的问题。

冉冉的父母轩车和蕙兰之前一直在贵州的国营山区工厂里生活，养育了一儿一女。父亲轩车是位工程师，沉默寡言，冉冉和哥哥从小就和父亲的感情十分疏远。母亲蕙兰多年来对儿女付出更多，里里外外都是她在操持，两个孩子自然也围着她转。山里的国营大厂就是一个小世界，很多人一辈子就在那里出生、长大、就业、成家。轩车一生都埋头在车间、工地里，工余和厂里的同龄师傅们一起打牌、喝酒，退休前是个小有成绩的厂长，退休后有一群老朋友，过得也很滋润。

快七十岁的时候，轩车经历了一次轻微中风。儿女们担心母亲一个人照顾父亲费力，就把他们接到深圳，在冉冉家住的小区里租了一套公寓给他们住，儿子和女儿两家人轮流探望照顾二老。他们像被连根拔起的大树，离开了生活一辈子的土地，一下子失去了根基。老同事们都很羡慕他们去大城市颐养天年，他们自己却进退两难。

蕙兰较快地调整好自己，儿子和女儿家都有小孩在读书，蕙兰会做饭，性格开朗，孙子们都喜欢她。蕙兰从含饴弄孙中找到了乐趣，每天买菜做饭忙得不亦乐乎。轩车却变得越来越自闭，自我边缘化了，家务事帮不上忙，总是自己在公寓里待着不出来，蕙兰则更多地在儿女家中。

有一天，小区里的邻居犹豫地对冉冉说："你爸每天把各种垃圾捡回家，堆在楼道里臭烘烘的，邻居们有意见，说他他不听。"

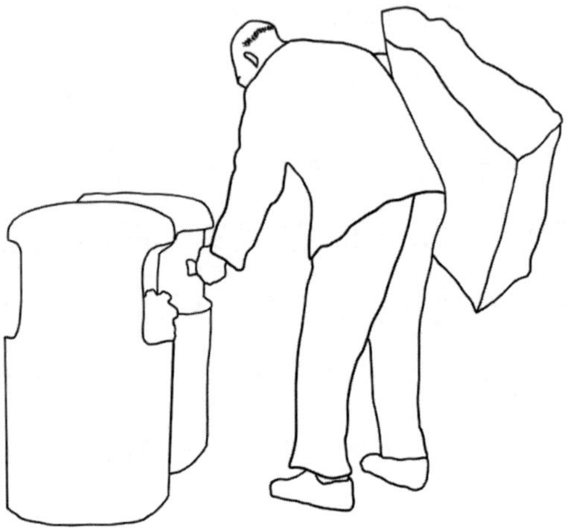

沉迷于捡垃圾的父亲让儿女难堪。

冉冉赶紧到父母亲住的那套公寓去，果然看到父亲在门口堆了很高的纸盒纸皮，再推开门，只见屋子里是各种各样的月饼盒、饼干盒之类，发出难闻的气味。冉冉气得马上打电话让废品回收人员上门，亲自动手把所有的东西清理了。冉冉对我说："我爸说，那些月饼盒子是金属的，可以改造一下再用。那些纸盒子很精美扔了可惜，可以留着用来装东西。我说你需要什么我给你买，不准再把这些垃圾往家里拿。"

但是轩车依然陷入自己的收集癖中无法自拔，冉冉和哥哥只好每隔一段时间过去给他清空一次。

轩车越来越怪，小孩子们都有些怕他。有一次轩车过生日，一大家人买了蛋糕给他庆祝生日，结果轩车穿着一双破旧的鞋子来了，右脚的前面裂开了一个大口子。他走路的姿势朝一边倾斜，裤子邋邋遢遢，穿着破鞋子，看起来像一个怪物。

冉冉说起父亲越来越严重的怪癖，流下了伤心的眼泪。他们小的时候，父亲虽然话不多但能画会写，心灵手巧。他经常在车间里动手做些小玩具给孩子们，风车、哥哥玩的弹弓、铁皮做的小汽车等，还给玩具涂上漂亮的油漆。他总觉得所有的边角料都可以利用，扔掉了可惜。可是他老了之后对东西的过分吝惜却让人无法接受，儿女买的新鞋子，他装在鞋盒子里不拿出来穿，却穿着咧着大嘴的鞋子满小区走，完全不顾儿女的自尊心。

上了年纪的人总觉得世界变化太快了，快得一不小心就跟不上时代的步伐，被世界远远地抛在了后面。越是执着地想抓住一些东西，越是容易让一切跑得更快。在儿女眼里是垃圾的东西，在父亲眼里也许是满满的回忆，是曾有过的浪漫幻想，是失去了的青春印迹。别人眼里的丑陋，在他心里也许有着无与伦比的美丽。人到老年很容易突然痴迷上一件事情，执着以求，无法放弃。儿女的呵斥、厌弃，会让他们更紧地抱住能抓住的一切不放手。知我者谓我心忧，不知我者谓我何求。

与家人发展同样的爱好，会相映成趣。

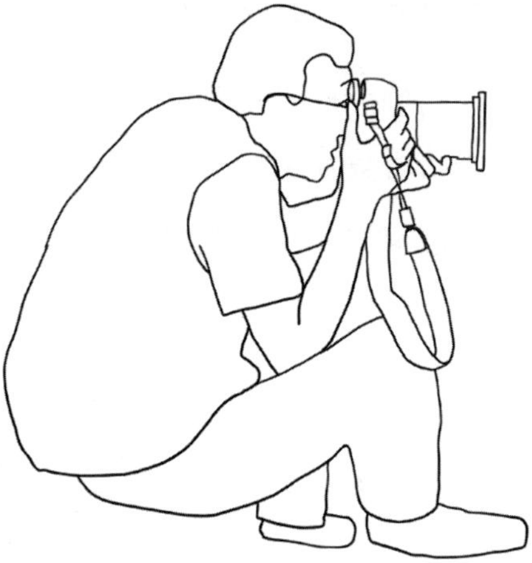

单反大爷寻找到了人生的乐趣。

能痴迷点什么其实是不错的感觉。心理学家米哈里·契克森米哈赖在2004年的TED演讲中提到，花时间使自己专注于一项有创造性的活动是“幸福的秘诀”。当然，最好能找到高雅的嗜好、适合自己和家人的兴趣，拥有健康的痴迷，一旦对一些嗜好痴迷起来，生活顿时就再次闪亮。单反大爷、酷爱户外的“驴叔”、追逐比赛的马拉松大爷……都活出了初老的风采。有几位建筑界的大佬五六十岁突然背起画架到江南水乡、贵州村寨、藏北高原写生创作，几年之后做一场场大型的建筑师油画展，盛况空前。

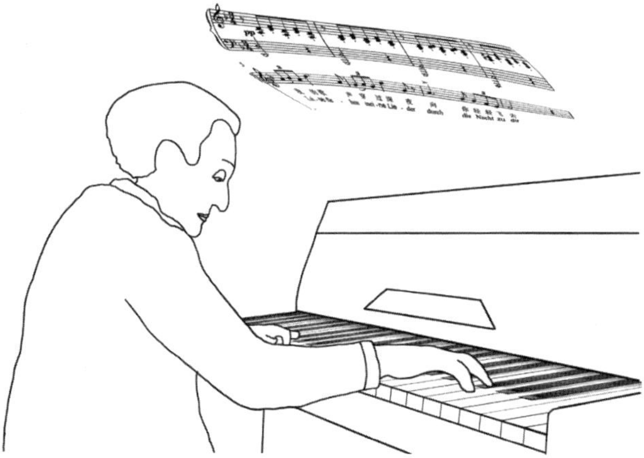

学弹钢琴，沉浸在音乐美的享受之中。

一位大学老师五十多岁开始学钢琴，在自己的视频号上发弹奏的钢琴曲，让其他人感受到音乐的美。一位金融女高管退休之后迷上了毛笔书法，上书法课，勤学苦练，把写的书法作品装框挂在墙上，顿时家里增添了书香气息。

年过半百还可以每天进步一点点，让人充满了对岁月的感激。几位同龄的朋友五十岁之后开始学画画，同时大量看美术史的书籍、纪录片。结伴去意大利旅行的时候，每到一个城市就扑进美术馆，欣赏达·芬奇《最后的晚餐》、梵蒂冈西斯廷教堂的天顶壁画，参观乌菲齐美术馆，沉浸式地观赏文艺复兴时期的文化艺术精品，体会艺术的无限魅力。因为学电子琴，则系统地听了古典音乐精品，音乐打开了另一个世界的大门，走进去会发现群星闪耀、星空浩渺。

好友苏拉是知名的词作者，每年七月她召集的乡村读书会都以诗歌为主题，大家一起在月光下吟诵、在海滩上吟诵、在灯红酒绿中吟诵、在苗寨的歌声中吟诵，将诗歌的意境美展现得淋漓尽致。

文学、绘画、音乐、摄影、舞蹈、书法……人类社会几千年的文明在艺术世界里深藏，艺术创造美、传播美、沉淀美，使生命超越个体而体会更高的精神境界。如今网络发达、交通便利，只要轻轻掀开艺术世界的一角，普通人就可以登堂入室，得观圣殿，这是多么美好的黄昏啊。

优雅提示

品味艺术鸡汤的十个优雅提示

1. 常去博物馆、美术馆、图书馆转转。
2. 独自做家务的时候，听听古典音乐。
3. 网上有世界各地著名博物馆、美术馆的纪录片。
4. 一些音频应用程序上有很多美术史、音乐史相关的内容。
5. 注意控制音量，不要打扰到别人。
6. 让你的爱好得到家人的支持。
7. 每天进步一点点，自得其乐。
8. 找趣味相投者，分享进步的喜悦。
9. 把你的作品挂在房间的墙上。
10. 在能力范围内，做高雅的艺术收藏。

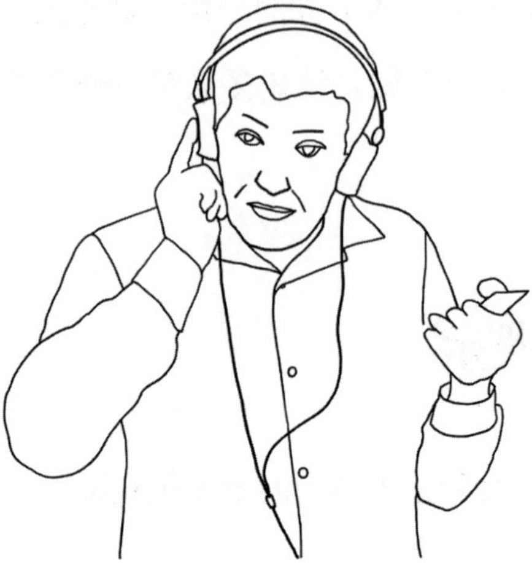

戴上耳机更酷哦！

阅读荐赏

《流浪的老狗》：我的痛苦其实就是我的财富

张洁的《流浪的老狗》，2013 年由译林出版社出版。作者张洁出生于 1937 年 4 月 27 日，2022 年 1 月 21 日在美国寓所去世，享年八十五岁。

张洁是北京人，1960 年毕业于中国人民大学，真正的老牌名校高才生。现在的年轻人知道她的已经不多了，可是在二十世纪八十年代的大学校园里，作家张洁的著作无人不知，《爱，是不能忘记的》《祖母绿》《沉重的翅膀》，其中《沉重的翅膀》获得了第二届茅盾文学奖。她后来的作品还有《世界上最疼我的那个人去了》。2005 年三卷《无字》再次获茅盾文学奖。

张洁的文字和作品的结构、人物个性，没有一般女性作家常有的细腻温柔，相反有一种北方作家的深刻、沉重、大开大合的力量。张洁的个人生活资料不多，她自幼跟随母亲生活、随母姓，“流浪”是她常常用到的一个词。她在《流浪的老狗》中说：“也许这种取向和我的经历有关。从生下来就遇到了战乱，不是寄人篱下就是逃难，母亲和我从来没有家，都是暂时的、苟且的居所。”张洁四十四岁调入北京市文联成为专业作家，四十八岁获茅盾文学奖；女儿定居美国，为了女儿方便照顾，她晚年卖掉了北京的房子在美国定居。她一生低调、执着，她曾经在一篇散文中说：“当我摩挲着我的第一本装帧粗糙、纸张低劣的书的时候，我悟到，我的痛苦其实就是我的财富。”

《流浪的老狗》出版的时候，张洁已经七十六岁。她以如此高龄，拎着旅行箱在欧洲、美洲，坐着公共汽车、火车旅行，拍照、写文章、画画，自称为“流浪的老狗”。

《流浪的老狗》是一本很薄的小书，只有十万字（包括图片）。扉页上写着：“一个陌生的人，来到一个一辈子也不会想到、来到，而且永远不会再来的陌生之地，是缘分还是什么？”

书的前言只有一句话：“谁能说摄影不是另一种形态的小说？很多时候一张照片就是一篇言之不尽的小说。”

张洁在书中说：

有人生来似乎就是为了行走，我把这些人称为行者，他们行走，是为了寻找。寻找什么，想来他们自己也未必十分清楚，也许是寻找心之所依，也许是寻找魂之所系。

对于路上遭遇的种种，他一面行来一面自

问自答，这回答是否定还是肯定，他人不得而知，反正他是乐在其中。不过他是有收获的，他的收获就是一脚踏进了许多人看不见的色彩。

她行走的方式是这样的：

我旅行没有特别清晰的目的地，只定出一个大方向，然后走哪儿算哪儿。喜欢乘坐大巴，不但因为便宜，更因为通常都会绕停靠的小镇一周，这个绕行很好，可以看看该地是否值得游览。如果第一感觉不错，就下车待一宿，既省钱又有更多的机会游览那些没有被大款搅扰的地方。

有时候旅行是为了写作：

为写《灵魂是用来流浪的》那部小说，我在六十九岁高龄登上秘鲁四千三百米的高原，去寻找原住地的居民，以了解印加文化。

张洁在书中写到了意大利米兰，她想去拉·斯卡拉歌剧院看歌剧，可是因为没有预约只好从黄牛手里高价买了一张包厢票，看了一场《茶花女》。

看看书中的景物描写，让不熟悉张洁的读者体会一下这位大作家的语言：

东欧的大巴或火车，常在树林、灌木、田野中穿行，沿途满眼绿色。最多的树当是妙漫伤感的白桦树，那是我最喜欢的树。常常觉得自己是个太过坚硬的人，对白桦树的喜爱，或许说明了隐藏在深处的一丝柔软？

茂密的白桦林，像是贴着火车而过。而一望无际的田野延绵而去，我像进入年轻时读过的那些俄罗斯小说或喜欢过的那些俄罗斯油画，耳边也不时响起那首俄罗斯歌曲《田野》。悠长沉稳，伤感，因为无尽。

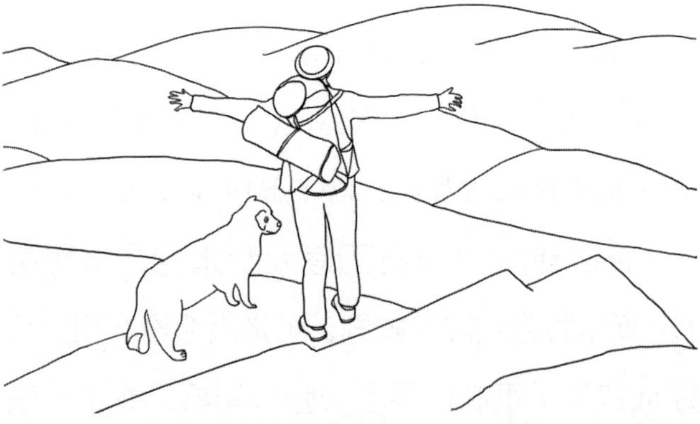

流浪的老狗。

《流浪的老狗》是一本小书，字少图多，很快就可以看完。作为她的资深粉丝、忠实读者，我理解这孤独的旅程是张洁以自己的方式倔强地抵抗衰老、孤独、狭隘和平庸。

张洁，美丽与智慧兼备，一生才华横溢、个性张扬、著作等身，堪称是走过了完美的一生。

第9个优雅秘笈

结伴行，抱团养老的兄弟姐妹闺蜜伙伴

落日熔金，暮云合璧，
人在何处？
染柳烟浓，吹梅笛怨，
春意知几许？
元宵佳节，融和天气，
次第岂无风雨！
来相召、香车宝马，
谢他酒朋诗侣。
中州盛日，闺门多暇，
记得偏重三五。
铺翠冠儿，捻金雪柳，
簇带争济楚。
如今憔悴，风鬟霜鬓，
怕见夜间出去。
不如向、帘儿底下，
听人笑语。

——李清照《永遇乐·元宵》

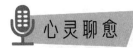

心灵聊愈

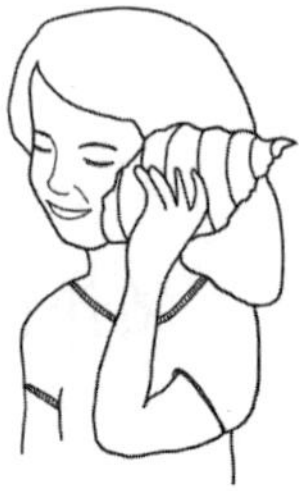

为人父母那颗永远疼痛的心，幸有亲友相伴携行

有一天深夜，我在办公室接到一位八旬母亲的电话，抱怨自己五十多岁的儿子，太不听话了。我听了哑然失笑，说："您儿子都五十多岁了，您该放手了。"

这位阿姨叫馨香，是山东人，二十世纪七十年代末和老公一起来到深圳做建筑工程，是真正的"拓荒牛"。来深圳的时候，他们的儿子怀袖正上中学，后来在深圳长大成人、结婚成家。馨香和老公退休后，生活得平稳幸福。可是独生子怀袖却一直让他们放心不下，儿子儿媳关系不好，经常打打闹闹，最后他们在孙子十岁的时候离了婚。儿媳带着孙子出国去了，儿子则一个人回到父母家。

馨香和老伴张开双臂接纳了受伤的儿子，希望他在家里休息休息，心灵得到疗愈，放下过去，重新启程。当时怀袖才三十五岁，走错路了也不要紧，一切都还来得及重来。可是怀袖的抑郁期比想象的要长得多，离婚的打击、见不到儿子的痛苦让他再也无法振作起来。他离群索居，除了上班就是回家把自己关进小房间里。他没有朋友，没有社会交往，也没有多少生活乐趣。怀袖大专学历，由于个性太过孤僻，加上公司换领导，四十五岁的时候被公司裁员回了家。

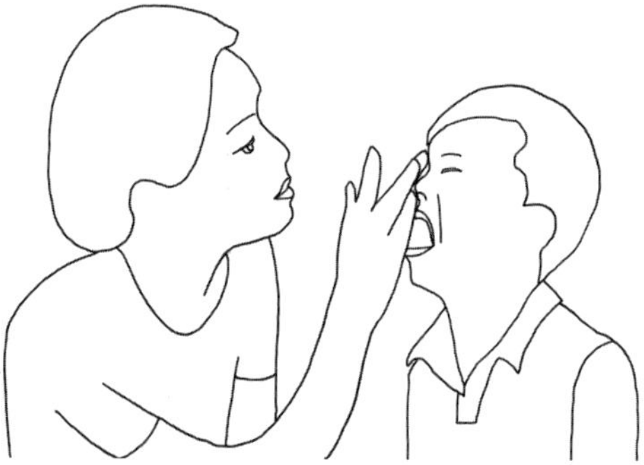

无论儿女多大年纪，在父母心里永远是让人心疼的孩子。

怀袖从单位搬了东西回家，从此再也没有出去工作过。他的作息时间非常随意，很少出房间和父母吃饭，饿了就叫个外卖，吃完把饭盒扔在垃圾桶里。由父母打扫卫生，衣服脏了父母洗干净叠得整整齐齐。怀袖坦然地接受着父母的照顾，尽可能承受着他们的唠叨，被逼急了就跑出去几天不回家。虽然看着儿子在家着急，但是儿子出去几天不回家馨香他们更着急。

在这种揪心的日子里，老伴因心肌梗死先走了一步，剩下馨香一个人带着儿子生活。怀袖把买断工龄的钱花光了之后成了彻底的“啃老族”，没有钱就跟妈妈要。馨香心酸地发现：儿子老了，成了一个孤独的小老头，满脸皱纹，秃顶，身体虚弱。有一天晚上馨香听到怀袖房间传来痛苦的呻吟声，她打开房门发现儿子躺在地上不能动弹。馨香和几个姐妹一起打 120 把怀袖送到医院，检查结果是急性肾结石发作。

怀袖出院后继续浑浑噩噩地生活，他主要在自己房间里玩游戏，偶尔还会跑出去一两天，去了哪里从不告诉母亲。馨香已经八十多岁，她对儿子说：“你现在靠着我的退休金过日子，等我将来走了，你怎么办呢？”怀袖满不在乎地回答：“到时候我就把房子卖了，等到卖房子的钱也吃完了，我就找个楼顶跳下去算了。”

馨香讲完她和儿子的事情后，给我讲了一个

故事。她说："从前，有个儿子跟妖精好上了，妖精说我要吃了你妈妈的心脏才能活下去。那个人就回去把母亲的心脏拿出来，去献给妖精。在去的路上，儿子绊了一跤。妈妈的心脏掉到了地上，心脏问：儿子，你摔疼了吗？"

知己相伴的旅程，一路彼此安慰。

馨香这种中国式父母在我们身边有很多，孩子是父母的心头肉，永远没有能真正放下来的时候。怀袖当初受到离婚的创伤没有能恢复过来，算是一种社会适应障碍。对于怀袖，除了八旬老母帮他带他，也没有更好的办法。

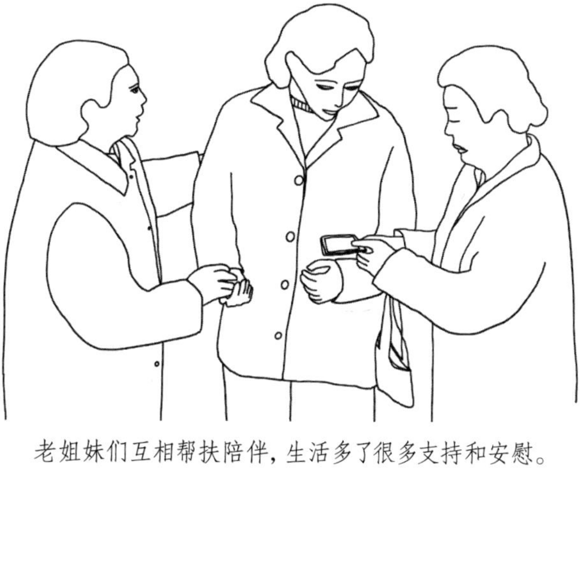

老姐妹们互相帮扶陪伴，生活多了很多支持和安慰。

我问馨香，这些年遇到这么大的困难，她是靠什么支撑下来的。她说自己有一群老姐妹，都是当年一起来深圳打拼的老同事，后来单位建了集资房分给她们，如今老了大家都住在一个小区里。“如果不是朋友们帮忙，我一个人撑不到现在，有一群老姐妹，生了病可以互相照顾，气闷了可以互相倾诉。谁家里没有几件闹心的事呢，互相帮着，这日子也就过来了。”

人到老年同样要面对各种人生的难题，怀袖的问题不是简单的啃老，而是一种心理退行，馨香作为母亲尽心竭力地照顾儿子，而老朋友们的支持成为她的重要支撑。可惜像馨香这样退休之后还能和老同事住在一起的越来越少了，老同事老邻居老街坊这些重要的社会支持系统正在消失。

“抱团养老”这个词如今说得特别多，中国的独生子女政策实行这么多年，造成了一代孤独的老年人。既然不能依靠儿女，朋友就尤其重要。父母不由自己选，儿女不由自己选，但朋友是自己选的，而且朋友不合意可以换，老朋友去了可以再交新朋友，可见朋友是更加自觉自愿轻松自如的存在。人到老年，若能有一群志趣相投、彼此了解和欣赏的朋友，在平凡的日子里相伴，在艰难的时候肝胆相照，人生一定会温暖许多。

“没有人是一座孤岛。”诗人约翰·多恩如是说。在漫漫人生旅程中，有儿时玩伴也有终生挚友，有长久相伴也有半途分道。归程之上，能有朋友一起面对前路，肩并肩手拉手，一起经历困惑、紧张、兴奋、难过，在不确定的世界里，朋友的存在是一种熟悉的参照，知己同行让人感到安心安全。

优雅提示

相知相爱的交友良方

1. 朋友是爱情和亲情的延伸与升华。
2. 老朋友流失、新朋友加入，是自然的流动。
3. 朋友有需要的时候尽量伸出援手，哪怕只是倾听和陪伴。

4. 自己有困难的时候，不能理所当然地要求朋友付出。
5. 年轻时候自私的人，老了以后只会更加自私。
6. 你不可能喜欢每个人，也不可能被每个人喜欢。
7. 与朋友尽量不要有金钱往来，礼尚往来以心意为主，礼不宜重。
8. 老了以后的暧昧看起来不够纯粹，简单干净的友谊最长久。
9. 学习关照自我，互相关照，也学会寻求帮助。
10. 以家庭为单位一起玩耍，友谊更坚固。

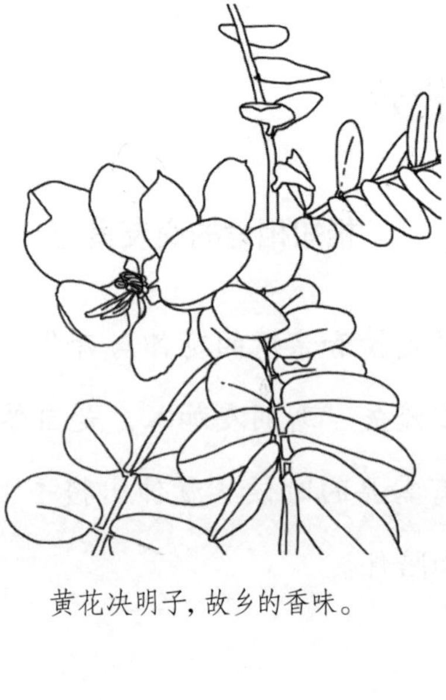

黄花决明子，故乡的香味。

阅读荐赏

《约翰·克利斯朵夫》：有了朋友，生命才显出它全部的价值

《约翰·克利斯朵夫》是法国作家罗曼·罗兰于1912年完成的一部长篇小说，通过主人公一生的经历反映现实社会一系列矛盾冲突，宣扬人道主义和英雄主义。《约翰·克利斯朵夫》又是一部音乐的史诗，作者用他对音乐精神的深刻理解，歌颂了充满生命力的音乐理念。

《约翰·克利斯朵夫》是一部耗时长久的长篇巨著，1904年《半月丛刊》发表了小说的第一卷《黎明》，而直到1912年才刊行了第十卷即最后一卷《新生》。罗曼·罗兰在《致约翰·克利斯朵夫的朋友们》中写道："我要自由呼吸，要对不健全的文明，以及被一些伪劣的精英分子所腐蚀的思想奋起抗争……为此，我需要一个心明眼亮的英雄，他该具有相当高尚的道德情操才有权说话，具有相当大的嗓门让

别人听见他的话。我十分耐心地塑造了这个英雄。”

罗曼·罗兰凭借《约翰·克利斯朵夫》一书获1915年诺贝尔文学奖。

《约翰·克利斯朵夫》中最重要的三个人物是克利斯朵夫、奥里维、葛拉齐亚，有人认为他通过这三个人物形象的塑造，探讨了德国、法国、意大利三国的欧洲“三重奏”：克利斯朵夫代表狂放不羁、强悍有力，具有创造性的力量；奥里维代表自由清新，和悲天悯人的人文主义，具有先进思维；葛拉齐亚是和谐柔美，但满足于现状的古典美。这部巨著是用文字书写的音乐史诗。

江声浩荡。万籁俱寂，水声更洪大了；它统御万物，时而抚慰着他们的睡眠，连它自己也快要在波涛声中入睡了；时而狂嗥怒吼，好似一头噬人的疯兽。然后，它的咆哮静下来了：那才是无限温柔的细语，银铃的低鸣，清朗的钟声，儿童的欢笑，曼妙的清歌，回旋缭绕的音乐。伟大的母性之声，它是永远不歇的！它催眠着这个孩子，正如千百年来催眠着以前的无数代的人，从出生到老死；它渗透他的思想，浸润他的幻梦，它的滔滔汩汩的音乐，如大氅一般把他裹着，直到他躺在莱茵河畔的小公墓上的时候。

罗曼·罗兰作为欧洲经典文学的奠基人，再加上傅雷这个译者深厚的文学功底，共同筑成了这本书雄浑深厚充盈丰沛的文字魅力。罗曼·罗兰在这里写的莱茵河母亲河，充满深刻的情感。这几句只是其中一个小小的范例。

书中有长篇的对景物充满激情的描写、对人物内心细致耐心的刻画，都在优美流畅、深刻传神的文字中展现出来，文字筑成的金山丰饶宝贵，充满了古典文学的魅力。对于莱茵河的描写如同一首首交响乐，主人公约翰·克利斯朵夫作为作曲家的生命力就是在母亲河的滋养下一点点地生成的。

这小生命中间，有的是过剩的精力，欢乐，与骄傲！多么充沛的元气！他的身心老是在跃动，飞舞回旋，教他喘不过气来。他像一条小壁虎日夜在火焰中跳舞。一股永远不倦的热情，对什么都会兴奋的热情。一场狂乱的梦，一道飞涌的泉水，一个无穷的希望，一片笑声，一阕歌，一场永远不醒的沉醉。人生还没有拴住他；他随时躲过了：他在无垠的宇宙中游泳。他多幸福！天生他是幸福的！他全心全意地相信幸福，拿出他所有的热情去追求幸福！……

可是人生很快会教他屈服的。

这一段描写的是童年的克利斯朵夫。还有关于他的童年、他的初恋、他青春期的痛苦、对父亲的愤怒、对失去祖父的伤心的描写，长篇累牍，层层叠叠，繁复精妙。不同个性的人具有不同的命运。每个人都有其天性，从童年的这一段描写，可以看出主人公的天性：天生地充满力量、充满爱、充满热情、充满创造力。每个人的天性不同，使他能接受不停的生活。克利斯朵夫天性渴望激烈的爱与恨，只有痛快淋漓的人际关系和激情浪漫的创作才能让他的心灵得到满足，否则他就如同牢笼中的困兽，要不停地撞击生活的牢笼找到出路。

克利斯朵夫的舅舅高脱弗烈特的话语对他影响深刻：

高脱弗烈特指着在绚烂而寒冷的天边显现出来的朝阳，说道：

“你得对着这新来的日子抱着虔敬的心。别想什么一年十年以后的事。你得想到今天。把你的理论通通丢开。所有的理论，哪怕是关于道德的，都是不好的，愚蠢的，对人有害的。别用暴力去挤逼人生。先过了今天再说。对每一天都得抱着虔诚的态度。得爱它，尊敬它，尤其不能污辱它，妨害它的发荣滋长。便是像今天这样灰暗愁闷的日子，你也得爱。你不用焦心。你先看着。现在是冬天，一切都睡着。将来大地会醒过来的。你只要像大地一样，像它那样的有耐性就是了。你得虔诚，你得等待。如果你是好的，一切都会顺当的。如果你不行，如果你是弱者，如果你不成功，你还是应当快乐。因为那表示你不能再进一步。干吗你要抱更多的希望呢？干吗为了你做不到的事悲伤呢？一个人应当做他能做的事。……竭尽所能。”

“噢，那太少了。”克利斯朵夫皱着眉头说。

高脱弗烈特很亲热地笑了：

“你说太少，可是大家就没做到这一点。你骄傲，你要做英雄，所以你只会做出些傻事……英雄！我可不大弄得清什么叫作英雄；可是照我想，英雄就是做他能做的事，而平常人就做不到这一点。”

在克利斯朵夫困难沉重的童年中，爷爷、舅舅这样的长辈给了他难得一见的光明和指引。当时他的爷爷刚刚去世，克利斯朵夫陷入失去亲人的忧伤和对未来丧失希望的绝望情绪中。舅舅的这段话非常珍贵，舅舅说“英雄就是做他能做的事”，对生活即使难过也得爱它，这些教导指引他走向成熟和成功。

克利斯朵夫与奥里维有着纯金般的友谊：

我有了一个朋友了！……找到了一颗灵魂，使你在苦恼中有所倚傍，有个温柔而安全的托身之地，使你在惊魂未定之时能够喘息一会儿：那是多么甜美啊！不再孤独了，也不必再昼夜警惕，目不交睫，而终于筋疲力尽，为敌所乘了！得一知己，把你整个的生命交托给他——他也把整个的生命交托给你。终于能够休息了：你睡着的时候，他替你守卫，他睡着的时候，你替他守卫。能保护你所疼爱的人，像小孩子一般信赖你的人，岂不快乐！而更快乐的是倾心相许，剖腹相示，整个儿交给朋友支配。等你老了，累了，多年的人生重负使你感到厌倦的时候，你能够在朋友身上再生，恢复你的青春与朝气，用他的眼睛去体验万象更新的世界，用他的感官去抓住瞬息即逝的美景，用他的心灵去领略人生的壮美……便是受苦也和他一块儿受苦！……啊！只要能生死相共，便是痛苦也成为欢乐了！

我有了一个朋友了！他跟我隔得那么远，又那么近，永久在我心头。我把他占有了，他把我占有了。我的朋友是爱我的。“爱”把我们两人的灵魂交融为一了。

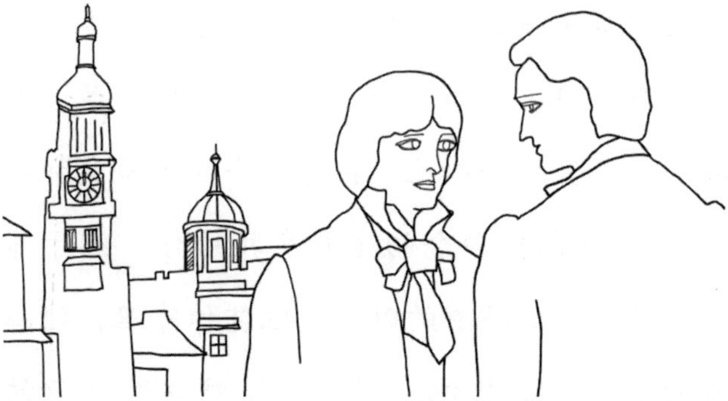

《约翰·克利斯朵夫》：深厚的友谊让生命闪烁出金子般的光彩。

约翰·克利斯朵夫和奥里维的友情是这本书最闪亮的华章，从青年相识相知，到奥里维结婚生子，到奥里维离婚重聚，最后奥里维在法国革命中丧失生命，克利斯朵夫则逃亡。在漫长的人生里，约翰·克利斯朵夫像一头野牛蛮横地往前冲杀，而奥里维懦弱、单薄、脆弱、退缩，他谨慎地守护约翰·克利斯朵夫，他们俩一个奋进一个保守，一个热情一个冷静。“他们的友谊对两人都有好处。有了朋友，生命才显出它全部的价值；一个人活着是为了朋友；保持自己生命的完整，不受时间侵蚀，也是为了朋友。”晚年的克利斯朵夫不再像年轻时那么冲动暴躁，他始终守护着奥里维的儿子，看着这个年轻人结婚成家，那是他对奥里维的爱的延续。

最糟的是他们在晚上发生误会，闹着别扭过夜，那是两个人都不舒服的。克利斯朵夫往往起床写一张字条塞在奥里维的房门底下，第二天一醒过来就向他道歉。或者他还等不到天亮，当夜就去敲门。奥里维跟他一样睡不着。他明知克利斯朵夫是爱他的，并非故意伤害他；但他需要听克利斯朵夫把这些意思亲口说出来，而克利斯朵夫果然说了：一切都过去了。那才快慰呢！这样他们才能睡着。

“啊！”奥里维叹道，“互相了解是多么困难！”

“难道非永远互相了解不可吗？”克利斯朵夫说，“我认为不必。只要相爱就行了。”

他们事后竭力以温柔而不安的心情补救的这些小争执，使他们格外相爱。吵了架，两位朋友互相体贴到极点。克利斯朵夫每逢奥里维的节日，总得作一首曲子题赠给他，送点儿鲜花、糕饼、礼物，天知道他是怎么买来的，因为他平常钱老是不够用。在奥里维方面，却是在夜里睁着倦眼，偷偷地为克利斯朵夫抄写音乐总谱。这些细腻的描写非常动人，将内心深处曲折婉转的心思描写得清晰可读。

克利斯朵夫陷入了意外的情网，与朋友的妻子阿娜产生了感情：

勃罗姆家里的生活是非常有规律的。早上，各人干各人的事：医生出去看诊，克利斯朵夫出去教课，勃罗姆太太上菜市和教堂。克利斯朵夫到一点左右回来，大概总比勃罗姆早。勃罗姆不许人家等他吃中饭，所以克利斯朵夫跟年轻的主妇先吃。那在他绝对不是愉快的事，因为他对她毫无好感，也没有什么话可以和她谈。她当然觉察到人家对她的印象，可是听其自然，既不想注意一下修饰，也不愿意多用思想。她从来不先向克利斯朵夫开口。动作跟服装毫无风韵，人又笨拙，又冷淡，使一切像克利斯朵夫那样对女性的妩媚很敏感的男人望而却步。他一边想到巴黎女子的高雅大方，一边望着阿娜，不由得想道："啊，她多丑！"

克利斯朵夫和阿娜的不伦恋情是一场意外

的灾难，这一部分的描写深刻、直指人性深处的弱点。

克利斯朵夫的人生不仅仅是与外部世界的浮华、虚伪、残忍斗争，也是在自我的精神困境中，在软弱、孤独、欲望的深渊中挣扎求生的艰苦过程。

我写下了快要消灭的一代的悲剧。我毫无隐蔽地暴露了它的缺陷与德性，它的沉重的悲哀，它的混混沌沌的骄傲，它的英勇的努力，和为了重新缔造一个世界、一种道德、一种美学、一种信仰、一个新的人类而感到的沮丧。——这便是我们过去的历史。

你们这些生在今日的人，你们这些青年，现在要轮到你们了！踏在我们的身体上向前吧。但愿你们比我们更伟大，更幸福。

我自己也和我过去的灵魂告别了；我把它当作空壳似的扔掉了。生命是连续不断的死亡与复活。克利斯朵夫，咱们一齐死去预备再生吧！

罗曼·罗兰

一九一二年十月

罗曼·罗兰在1925年1月所写的《约翰·克利斯朵夫给他在中国的弟兄们的公开信》中说:“不管他们来自何方,他们都是我的朋友、我的同盟和兄弟。我的祖国是自由的人类,伟大的民族是它的省份,而众人的财产是它的太阳神。”

第10个优雅秘笈

自由写，每个人都有一支自由之笔

藤床纸帐朝眠起，
说不尽、无佳思。
沉香断续玉炉寒，
伴我情怀如水。
笛声三弄，
梅心惊破，
多少春情意。
小风疏雨萧萧地，
又催下、千行泪。
吹箫人去玉楼空，
肠断与谁同倚。
一枝折得，
人间天上，
没个人堪寄。

——李清照《孤雁儿·藤床纸帐朝眠起》

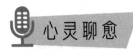

心灵聊愈

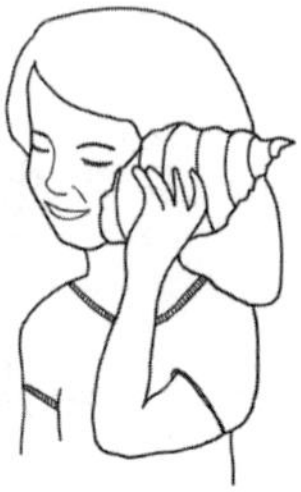

半夜在客厅里哭泣的母亲，用书信叩开她的心扉

四十岁的成章带着他六十三岁的母亲来找我，说他们遇到了难题。成章的母亲叫如雨，以前一直是个事业型女性，做事情十分有魄力，曾经是老家的一个局长，五十五岁之后又被单位挽留干了几年才退休。成章和妹妹成纤都是大学毕业，成章在深圳成家立业，成纤在北京工作。他们的父亲河汉也已经退休，两个老人身体都还健康。成章的女儿在上小学，接母亲如雨来深圳，一方面是想着女儿放暑假了在家有个人看着，另一方面也是想让母亲出来转转，看看外面的世界。

看起来一切顺利，母亲来深圳一周后的深夜，成章听到客厅里有点动静就起来察看，意外地发现母亲坐在沙发上，正独自在黑暗中哭泣。这一发现让成章大吃一惊，因为从小到大母亲就是坚强、理性、自律的化身，他从来没有看到过母亲表现出软弱。他赶紧问母亲发生了什么事，结果如雨说她只是睡不着，而且已经有很长一段时间了，睡不着觉，还经常不由自主地哭泣。成章知道这应该与心理健康有关系，但母亲不愿意去医院，成章于是带了母亲来找我。

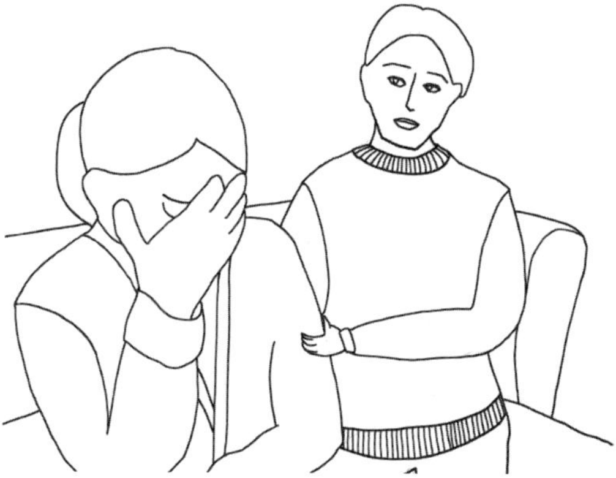

失眠引起的老年抑郁需要亲人们的关注和专业治疗辅导。

如雨毕竟是职场上打拼过的人，既然跟儿子一起来了，她并没有含糊，很快把憋在心里的一件事倾吐出来。两年前她退休之后，想学着周围的人去跳跳广场舞、打个麻将什么的，可是感觉对这些事情都没有什么兴趣。有一天，邻居神神秘秘地说，要告诉她一件事。如雨以前特别反感这个邻居背后说人长短，一看她的表情就知道不是什么好事，但反正闲着也是闲着，她就起了好奇心，问什么事。邻居卖了半天关子最后说出了一个据说是大家都知道的“秘密”：她的老公河汉曾经和一个叫盈盈的女老师有不正当关系。

如雨听到这话顿时就如五雷轰顶一般，她装作若无其事地应付过去，回到家脑子里开始翻江倒海，回忆各种细节。河汉是中学老师，盈盈是他的同事，两家人都认识。有一年暑假学校组织老师们去外地旅行，河汉和盈盈都去了。当时如雨没有太当回事，毕竟是单位组织的活动，但现在回忆起来，盈盈和自己的互动确实有些不自然。当晚如雨就和河汉闹翻了天，如雨甚至还去找盈盈谈过话。河汉禁不住如雨一再追问，终于承认大约在十年前确实曾经和盈盈发生了一段短暂的不伦之恋，但最终大家以各自家庭为重很快分手了。

虽然已经是十年前的旧事，但是如雨过不去心里那道坎。她一想到当时人们都知道河汉和盈盈的绯闻，只有她一个人被蒙在鼓里，她还是个领导，冠冕堂皇地天天坐在台上训话，一想到这里她就羞愧得不敢出去见人。其实周围的人早就忘记这些事了，但是她的脑子停不下来，每天像过电影一样不停地放各种对话、情节、表情。这样闹腾了一段时间，如雨开始要求跟河汉离婚。河汉被她闹不过，又确实心中有愧，没有办法只好同意。两个人就这样瞒着孩子们，在共同度过了三十多年的岁月之后，在六十多岁的时候为了多年前的一件风流韵事离了婚。

如雨说离婚并没有让她轻松起来，老家那种地方有点什么风吹草动就会闹到满城风雨，所以她和河汉没有真的分开生活，亲戚朋友都不知道他们离婚了。她和河汉的关系更加别别扭扭，河汉处处小心翼翼，如雨则开始夜夜失眠。

如雨的这番倾诉让成章目瞪口呆，他万万没有想到父母亲竟然偷偷地离婚了。成章说他们家是严母慈父，他和妹妹很怕妈妈但也非常崇拜她。成章说：“你和爸爸有一叠书信，是你们俩谈恋爱时写的情书，放在柜子顶的小箱子里，我和妹妹经常趁你们不在家的时候偷看。妈妈的文笔真好啊，你们年轻时候特别有理想，明明是情书却没有多少甜言蜜语，都是在谈理想、谈人生。我和妹妹就是受到那些书信的影响和鼓励，努力学习，希望做个有用的人。”

成章的话勾起了如雨的回忆，她脸上泛起了一阵红晕，嗔怪说：“谁让你们偷看我们的信！”如雨和河汉是中学同学，读大学的时候每周书信往来，结婚后把两个人的信放到了一起，笑着说这是他们俩的两地书。

听了这些我对如雨说，睡眠的问题建议你还是到医院看医生解决，心理的问题可以试着自己写写日记或信件，写着写着，有时候思路会慢慢厘清，也许就找到出路了。

这个家庭的感情基础特别好，成章把妈妈说的情况告诉了妹妹。妹妹成纤赶紧把爸爸接到北京，并鼓动爸爸给妈妈写信。河汉的信开始不停地从北京寄过来，一开始如雨不回信，后来就有来有往。有一次如雨在信中大骂了河汉，写完自己还痛哭了一场；河汉有时候承认错误，有时候也会在信中抱怨，说她只知道忙工作根本不管他和孩子，说她当了领导之后也把家里人当下属训斥。更多的时候，他们回忆共度的三十多载美好或艰难的时光，回忆儿子考上清华大学的那天晚上，他们俩躺在床上整晚聊天直到天亮，那种兴奋是只有做父母的人才共有的感受。

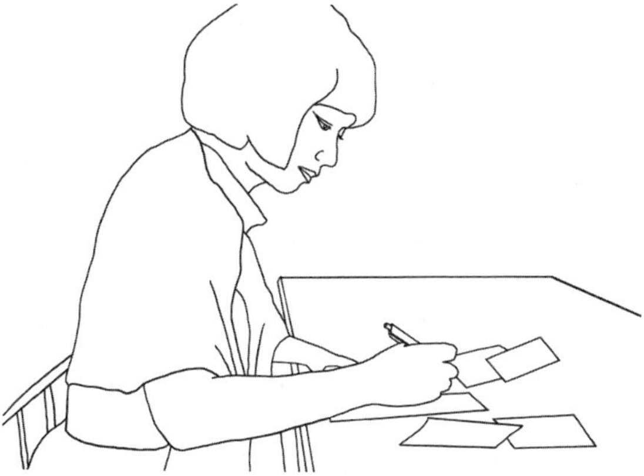

书信表达很多时候比口头诉说更加委婉、深情、从容和客观。

这些情况是如雨后来告诉我的，她说通过吃药调整，加上和河汉的书信往来，两个人渐渐冰释前嫌。“儿子和女儿都很懂事，我们就不好继续闹别扭了，回老家去好好生活，也让儿女们放心地为他们的前程打拼。”

以语言文字与自我进行对话。

《精神病学治疗进展》上一篇文章介绍说，

每次花十五至二十分钟写下有关情感的、创伤的或者压力性的事件，每周写三至五次，就能显著提高被试者心理以及身体的健康状况。表达式的书写还能降低血压，提高肺活量，加强人体免疫系统的功能。有很多心理咨询师在给来访者布置“作业”的时候，会让他们每天记日记。曾子说：“吾日三省吾身。”基督教要求的每日餐前、睡前的祷告，都是让人用反思、感恩、祝福的方式，以语言表达来与自我进行对话。这种对话天长日久，慢慢会理顺一个人的内心纠结、抚平思维的褶皱，甚至连接现在与未来。

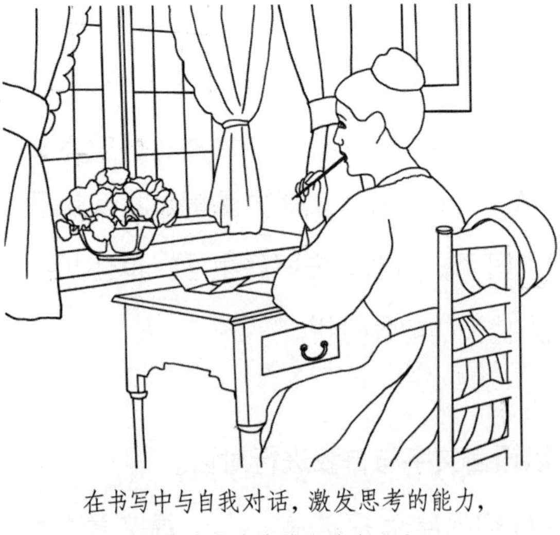

在书写中与自我对话，激发思考的能力，
也能给我们丰富的人生留下印记。

书写是一种低成本、可独立完成、可视性强的训练，在书写中心灵进入了另一段航程，它带着我们自由穿行于过去与未来，日积月累，思想的积累变成财富。它仅属于你所有，能丰富自我，成为你精神生活的一部分。无论你身处何处，无人能剥夺，无人能真正扰乱你心灵的平静。

每个人都有一支笔，没有必要关注文字的质量，不要考虑拼写、标点符号、语法，当感受到某种强烈的情绪时，让书写跟上大脑运转的速度，想到什么就立刻写下来，把自己的思想记录在纸上。随着思想越来越自由放松，会越来越能拥有自我自由的书写。

优雅提示

书写的十个小技巧

1. 准备一个精美的笔记本。

2. 用一支顺手的笔。

3. 走进一家咖啡馆，找一张靠窗的桌子，开始写日记。
4. 摘录书中或电影中喜欢的句子，写读后感。
5. 试着给现实或想象中的某个人写信。
6. 记述一下自己的祖父母、父母及其他亲人。
7. 出去玩的时候写游记。
8. 回访故乡的老人、亲人们，书写他们的人生故事。
9. 你养的小花、小猫、小狗，都值得写。
10. 写一本属于你自己和你所处时代的书。

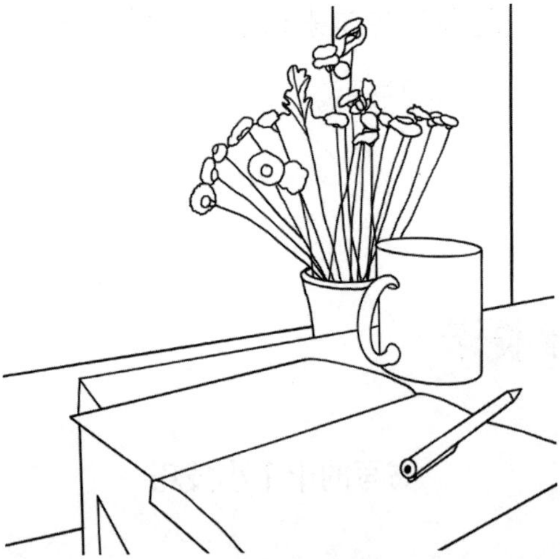

窗前写作的安宁。

电影荐赏

电影《天才捕手》：
文学是疲惫生活里的英雄梦想

《天才捕手》是美国狮门影业发行的传记片，由迈克尔·格兰达吉执导，科林·费尔斯、裘德·洛和妮可·基德曼主演，于2016年在美国上映。

影片开头是纽约阴雨绵绵的街道，出版社的编辑伯金斯穿着灰暗的西装，戴着礼帽，穿过水泥钢筋建筑林立的街道，坐上拥挤的火车踏上下班回家之路。人声嘈杂之中，伯金斯拿出一沓书稿，文字和故事带着他远离现实的车厢，飞向河流、小鸟、木屋，飞向充满激情的另一个世界。伯金斯捧着手稿穿过树林，回到家和妻子、女儿们心不在焉地打招呼，心头萦绕的依然是书中的文字，最后躲进衣帽间继续看书稿。饭后，客厅里几个女儿在听收音机里播出的故事，伯金斯继续看手稿，完全沉浸在书稿构筑的梦中世界。

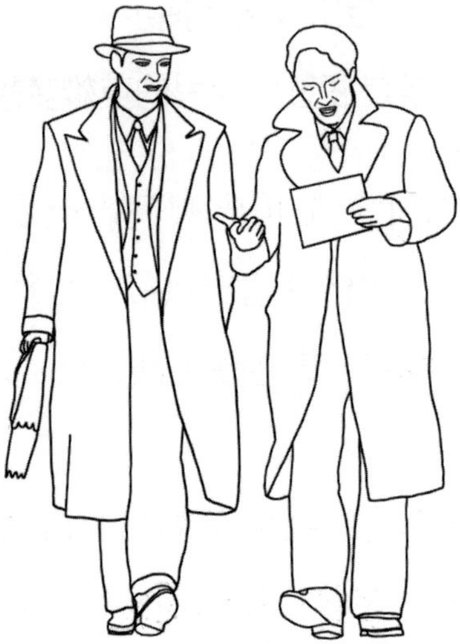

电影《天才捕手》：文字的魅力超越了平庸的日常，
让人于斗室之中阅遍万水千山。

《天才捕手》讲述美国“天才编辑”麦克斯·伯金斯和天才作家托马斯·沃尔夫之间的故事。编辑和作家，两个男人之间的友谊，一个写出充满激情的文字，一个从文字中感受心灵的震颤。他们一起走过漫漫长街，因为发现一个准确的句子而欣喜若狂，当伯金斯登上回家的列车时，托马斯·沃尔夫隔着车窗还在向他大声朗诵自己的作品。

伯金斯和沃尔夫携手徜徉在文字的海洋中，沉迷于表达的狂热之舟，欣喜于文学激起的电闪雷鸣，文学之绚丽使庸常生活全都黯然失色。也许只有文学艺术有这样的魔力，用才华连接起来的创作激情，连爱情都无法比拟，连亲情都相形逊色，使心灵无所不至，所见无比华丽。

《天才捕手》所描述的编辑和作者之间的情谊，如果要类比，可以比作俞伯牙与钟子期的高山流水觅知音；类似“李白乘舟将欲行，忽闻岸上踏歌声，桃花潭水深千尺，不及汪伦送我情”（李白《赠汪伦》）踏歌告别的李白和汪伦。

作家王小波曾经这样回忆插队知青的生活：“插队的生活是艰苦的，吃不饱、水土不服，很多人得了病。但是最大的痛苦是没有书看，除此之外还得不到思想的乐趣。我相信这不是我一个人的经历：傍晚时分，你坐在屋檐下，看着天慢慢地黑下去，心里寂寞而凄凉，感到自己的生命被剥夺了。当时我是个年轻人，但我害怕这样生活下去，衰老下去。在我看来，这是比死亡更可怕的事。”——如果需要一个反面的例证，这种绝望可以让人理解为：你活着，可是被扔到了知识的荒漠之中。

《天才捕手》是小众电影，它在豆瓣上的得分只有 7.4 分，但热爱甚至痴迷文字的人就一定能深知其妙。如果你不曾因为一个美丽的句子而独自饮泣，如果你从未和人一起分享过意味深长的诗句，如果你没有在漫漫长夜里斟词酌句，那么你可以先欣赏这部影片。你也许会被妮可·基德曼激烈的表演所吸引，你也许会感叹伯金斯发掘菲茨杰拉德、海明威这些鼎鼎大名的作家的眼光，理解“事业和家庭的矛盾”的故事。

杜拉斯说：“爱之于我，不是肌肤之亲，不是一蔬一饭，它是一种不死的欲望，是疲惫生活中的英雄梦想。”《天才捕手》讲述的是另一种比爱更普遍的英雄梦想，那就是文学。文学是人类不死的欲望，是平庸生活里的英雄梦想，是激荡生命力的永恒之舟。